吃出自愈力

李烁 主编

国文出版社
·北京·

图书在版编目（CIP）数据

吃出自愈力 / 李烁主编. -- 北京 : 国文出版社, 2025. -- ISBN 978-7-5125-1930-5

Ⅰ. R151.4

中国国家版本馆 CIP 数据核字第 2025K6H855 号

吃出自愈力

主　　编	李　烁
责任编辑	罗敬夫
出版发行	国文出版社
经　　销	全国新华书店
印　　刷	天津泰宇印务有限公司
开　　本	880 毫米 ×1230 毫米　　32 开
	2 印张　　34 千字
版　　次	2025 年 6 月第 1 版
	2025 年 6 月第 1 次印刷
书　　号	ISBN 978-7-5125-1930-5
定　　价	12.80 元

国文出版社
北京市朝阳区东土城路乙 9 号　　邮编：100013
总编室：（010）64270995　　传真：（010）64270995
销售热线：（010）64271187
传真：（010）64271187-800
E-mail：icpc@95777.sina.net

前言

人吃五谷杂粮，难免有时会有不适或生病，这时，大多数人都会首先考虑吃药或者就医，却忽视了我们人体内部自我治愈和恢复的能力——自愈力。自愈力，像我们的贴身医生，时刻治疗着我们的细胞、组织以至身体的损伤。

所以当我们摔伤膝盖，伤口会从最初的流血到慢慢止血、发炎、红肿，最后结痂愈合。我们可能会以为这是药物的作用，但其实这是自愈力在发挥它的神奇功能，药物只是辅助，需要通过自愈力实现对疾病的积极干预。

同样的病症，有的人不医而治，有的人变得严重，需要医疗手段介入才有所好转；有的人病愈快，有的人康复慢。这是因为自愈力的水平有高有低，而能够对自愈力有深远影响的因素，就是我们的饮食习惯。

可以说，饮食是自愈力的强大仓库，合理饮食能够为自愈力提供必要的无可比拟的物质基础，能够让自愈力发挥它最强大的作用。

营养均衡能够为各器官、组织和系统提供必要的营养元素，促进它们功能完善，增强免疫力。比如肉鱼蛋奶中的优质蛋白质是构成人体细胞不可或缺的基本物质，是自愈力形成的原料来源；果蔬中的膳食纤维能够帮助维持免疫器官的活力，果蔬、坚果、肝脏类食物富含的矿物质对人体器官、骨骼、心血管、神经系统、血液循环等方面都具有积极的作用，能激发和提升自愈力，加速受损细胞、组织和系统的快速恢复。

不良的饮食习惯会削弱自愈力。日常生活中，我们要避免过度摄入糖、脂肪和盐，这样不仅能够降低患糖尿病、高血压等慢性疾病的风险，还会让免疫系统正常运转，使自愈力“粮草”充足，大有作为。

本书旨在弘扬养生文化，为大家提供了一些健康的食谱供读者参考，可以让读者们根据自己和家人的身体状况在专业营养师指导下，有针对性地改善饮食结构，不仅维护家人健康，还能在享受烹饪乐趣的同时，增加家人之间的融合度，提高幸福指数。这些食谱中的食材易得，方法细致却简单易懂，操作性强，即使您没有熟练的下厨技巧，也完全不影响您制作出可口健康的美食。

自愈力是身体赋予我们的天然的宝贵财富，而饮食则是开启这一财富大门的钥匙。让我们合理均衡地饮食吧，去滋养我们的自愈力，拥有更强的抵抗和修复能力，让我们从容面对身体的疾病和损伤，享受健康生活的美满和惬意。

目录

NO.1 自愈力：人体与生俱来的修复能力

NO.2 构建自愈力的饮食原则

NO.3 “超级食物”开启自愈力之旅

NO.4 私房食谱，吃出超强自愈力

NO.1

自愈力：人体与生俱来的修复能力

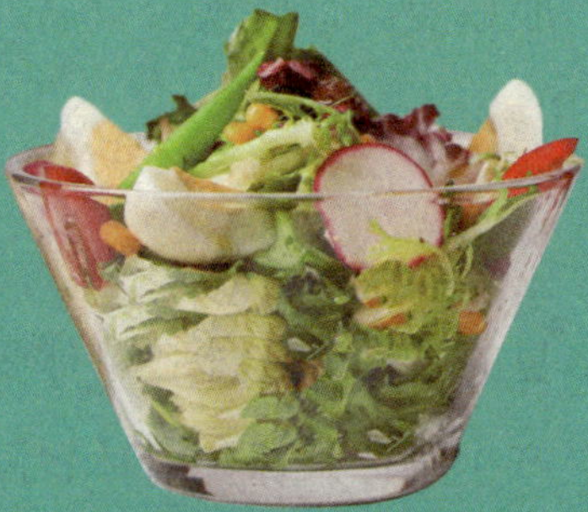

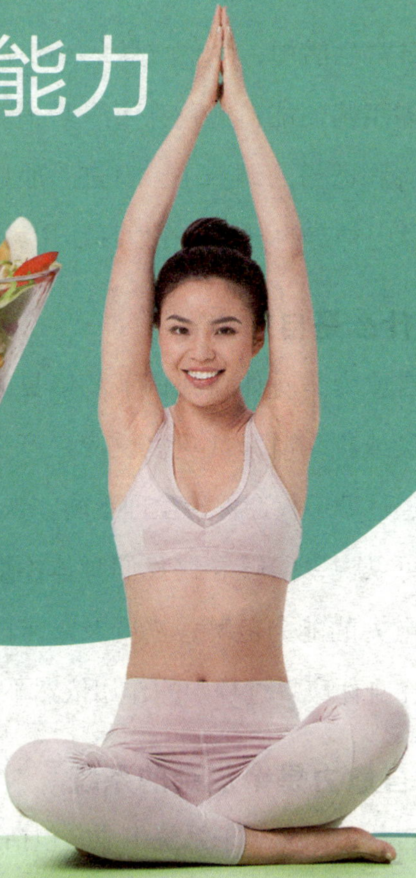

自愈力是人体最好的医生

日常生活中，我们皮肤的小伤口能自我愈合，轻微感冒不需用药便能自愈，甚至一些相对较重的病也能在积极的心态和适当的调养下“奇迹”般康复。这些现象背后，是人体内神奇的自愈力在发挥作用。

什么是自愈力

自愈力是身体自我调节和修复的能力。它能在身体受到感染或损伤时激活免疫反应，产生抗体来保护身体；同时，通过调节代谢保持生理平衡，恢复健康。

可以说，能够导致我们身体不适的多数疾病，都超出了自愈力的能力范畴，需要及时求医用药才能恢复，但自愈力在身体康复过程中的作用依然不容小觑。

自愈力是个复杂的系统

自愈力由多个子系统组成，包括防御系统、应激系统、免疫系统、修复系统和内分泌系统等。这些子系统相互协作，共同维护着我们的健康。

不良生活习惯会削弱自愈力

在现代社会的快节奏生活中，很多人面临着巨大的工作压力和生活压力，再加上暴饮暴食、吸烟、酗酒和熬夜等不良生活习惯，不断侵蚀人们身体的器官和组织，身体的自愈力也会被削弱。可见，虽然我们天生拥有自愈力这一宝贵的能力，但是这并不意味着可以随意透支健康。

人体最好的医生

人吃五谷杂粮，难免会生病。生病时大多数人的第一反应是吃药，或者去医院看医生。殊不知，人体本身就是一个“医疗机构”，只要好好利用，一些疾病即使不吃药也能自愈。

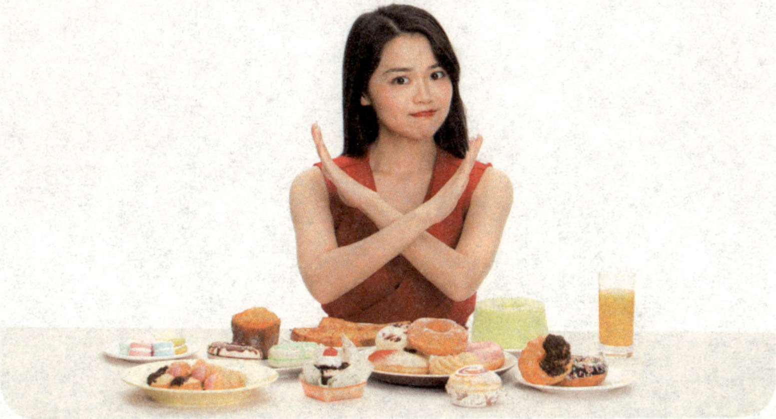

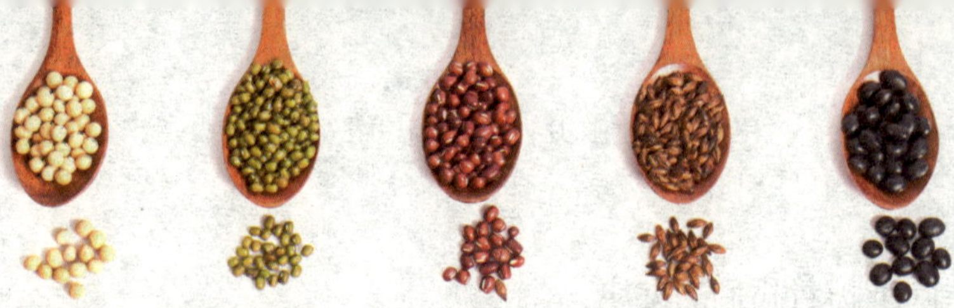

在治疗疾病的过程中，治愈和自愈是相伴而行的。任何有效的治疗直至治愈，说到底，就是刺激人体的自愈力发挥作用，以消除隐患，修复、改造病灶。所以，我们应尽可能地发挥身体的自我修复功能。

一般来说，医生的职责是找到病因，然后帮助患者摆脱疾病的困扰。我们的身体其实有很强大的自我修复能力，所以有句话说：“最好的医生是自己。”

当然，这并不是让我们有病不去医院看医生，而是告诉我们，要了解自己的身体状况，调理自己的身心，关爱自己。在生病时，也要尽可能地调动自身的自愈力，帮助身体进行自我修复。

谁伤害了我们的自愈力

在追求健康与长寿的道路上，我们常常忽视一个关键的因素——人体自身强大的自愈力。自愈力作为身体与生俱来的防御和修复机制，时刻维护着我们的健康平衡。然而，在现代生活的重重压力下，自愈力正遭受着诸多因素的侵袭。

环境污染：威胁人体健康

当今社会各个方面的进步与发展，为人们的生活创造了诸多便利，但同时也带来了环境污染的问题。工业废气、汽车尾气、水污染、土壤污染……我们赖以生存的环境正遭受着严重的污染。这些污染物通过呼吸、饮食等途径进入人体，日积月累，对我们的免疫系统、神经系统、内分泌系统等造成损害，从而削弱我们的自愈力。

心理压力：腐蚀人体自愈力

大脑与免疫系统通过神经–内分泌–免疫这条“调节轴”紧密联动。当人处于长期压力状态时，身体会分泌一种叫皮质醇的激素（也叫“压力激素”），会“打压”负责对抗病毒、细菌的 Th1 型免疫细胞；同时激活容易引发过敏反应的 Th2 型细胞。这使得长期焦虑者易反复出现口腔溃疡、过敏性皮炎，且伤口愈合慢，还容易留下疤痕。

此外，心理压力还会让人对疼痛变得更敏感，让大脑“误读”身体信号，把轻微的不适放大成了持续疼痛（这种情况叫“心身性疼痛”）。临床上出现过经历重大考试、职场危机等应激事件的人，会突然患上“应激性荨麻疹”，皮肤上出现红疹、瘙痒难忍，而且反复不好，直至压力减轻才逐渐自愈。

不良生活习惯：百病的元凶

人的生命的长短与生活质量掌握在自己手中。人们自身的生活方式和习惯主宰着生命。病魔缠身、生活质量低下的根源就在于不良生活习惯的影响。熬夜、久坐、饮食不规律、缺乏运动……这些不良生活习惯正在透支着我们的健康，也削弱着我们的自愈力。关心自己的生活习惯，也是尊重生

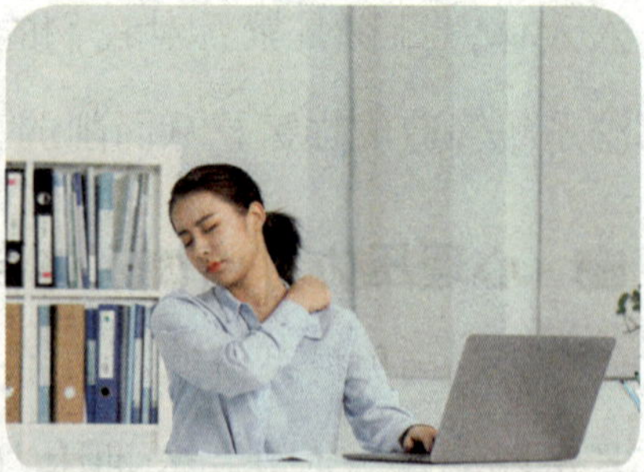

命、善待自己。

滥用药物：过度干预的隐患

吃药是为了治疗疾病，但是“是药三分毒”，有一部分人对于药物的正确使用方法和药理知识缺乏足够的了解和认识。他们往往依赖于个人有限的经验，随意服用药物。这种盲目的用药行为，不仅不能有效地治疗疾病，反而可能抑制身体的自愈能力，对身体造成额外的负担和伤害。而且，药物的不良反应和潜在的毒性作用，会进一步削弱自愈力，导致身体的恢复能力下降。我们应在医生指导下合理、正确地用药，以免错误用药损害健康。

守护自愈力，就是守护我们的健康。让我们共同努力，减少环境污染，养成良好的生活习惯，遵医嘱用药，不滥用抗生素、激素类药物等，为自己和家人创造一个健康的生活环境，让自愈力成为我们抵御疾病、守护健康的坚实盾牌！

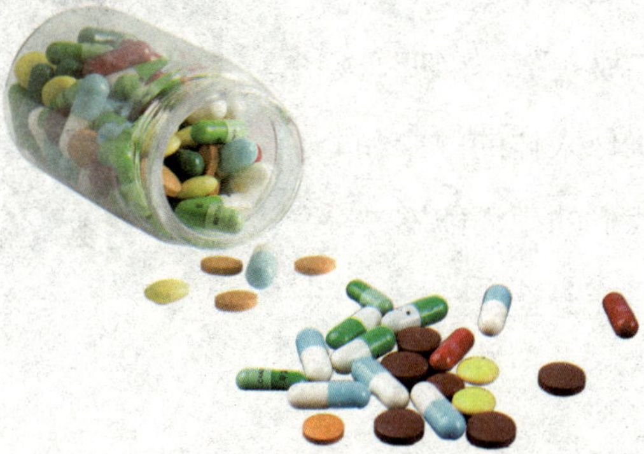

提高免疫力，就是提高自愈力

在疾病大流行的情况下，有些人会患病，而有些人却安然无恙，这正是因为不同的人的免疫力存在差异。

什么是免疫力

免疫力，就像我们身体内部的忠诚卫士，保护我们免受各种致病微生物的侵袭和伤害。它仿佛是一支训练有素、纪律严明的军队，驻扎在人体这片广袤无垠的领土上，时刻肩负着防御的重任，严阵以待，抵御着形形色色、种类繁多的“敌人”，如细菌、病毒等，确保人体的健康和安全，使我们的生活能够安然无恙、自在舒适。

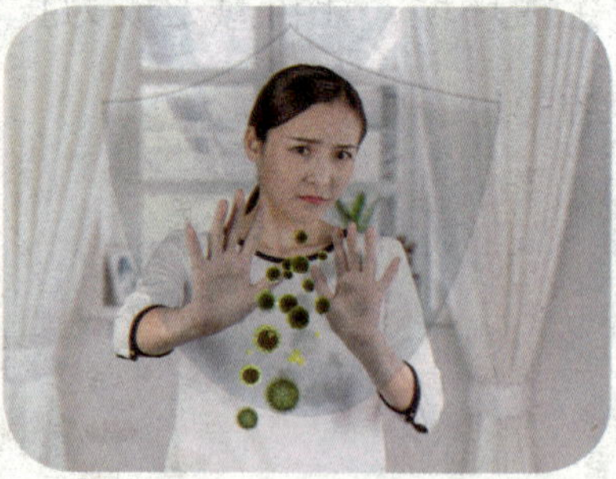

神奇的免疫系统

免疫系统由免疫器官(包括骨髓、脾脏、淋巴结、扁桃体、阑尾和胸腺等)、免疫细胞(如淋巴细胞、树突状细胞、单核/巨噬细胞、粒细胞、肥大细胞等)以及免疫活性物质(包括抗体、溶菌酶、补体、免疫球蛋白、干扰素、白细胞介素和肿瘤坏死因子等细胞因子)构成。

免疫系统的三大功能

免疫系统具备防御、监视和调控功能。

防御功能：有效抵御各种令人讨厌的细菌、病毒、灰尘、霉菌、寄生虫等外来入侵者。

监视功能：及时识别外来入侵的病原体和被它们污染的畸变异常细胞，在消除它们的同时，默默记住它们，并自发产生超级武器——抗体，等它们再次侵犯时，出其不意又精准地除掉它们。

调控功能：人体新陈代谢，不断把那些病残弱细胞打扫干净，给新鲜的、活力的、完整的好细胞留出位置。

免疫与自愈相辅相成

自愈力与免疫力之间存在着密切的联系，它们相互依存，共同协作，形成了人体防御外来侵害的一道防线。例如，在我们的皮肤不小心被划伤的24小时之后，我们会观察到伤口边缘出现发炎现象，表现为发红、发肿。这是免疫细胞在与入侵的微生物进行“战斗”的结果。

与此同时，自愈力也开始在伤口边缘的皮肤表面“大显身手”。新生的细胞会从伤口边缘生长出来，并且逐渐形成一种柔软、粉红色的肉芽组织。

随着时间的推移，伤口上的痂会自然脱落，新的皮肤细胞会继续生长，使得皮肤变得更加厚实，最终伤口完全愈合，恢复到原来的健康状态。这个过程是免疫力与自愈力相互作用、共同协作的体现。

NO.2

构建
自愈力的饮食原则

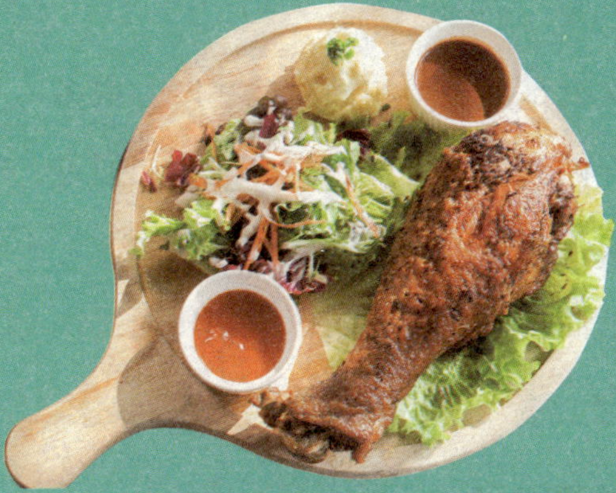

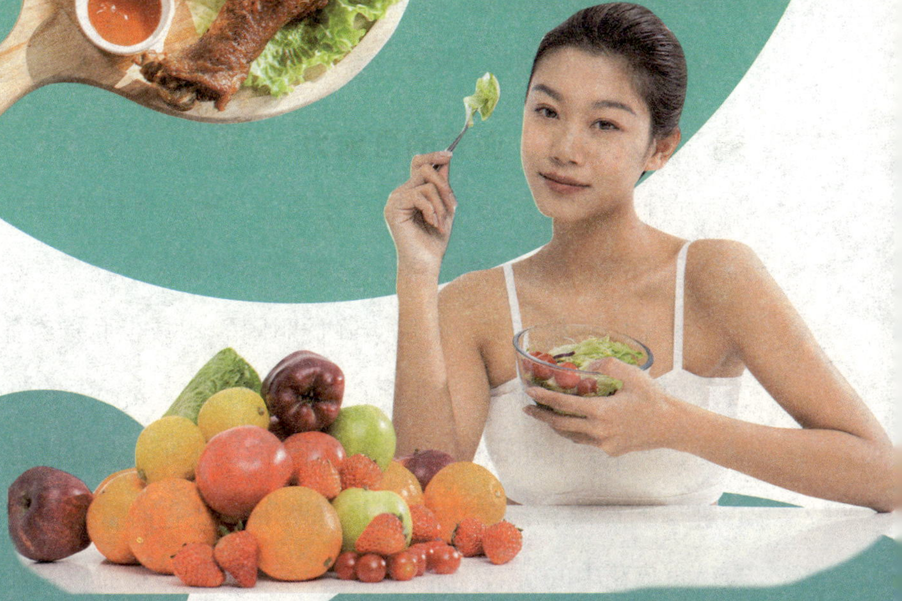

饮食可以激发人体的自愈力

想要激发自愈力，饮食是关键。在面对疾病时，很多人会过度依赖药物，这样做会削弱身体的自愈能力。通过合理的饮食，我们可以唤醒自愈力这位隐藏的“良医”，为健康带来诸多益处。下面，让我们一同探索如何通过饮食激发各器官的自愈力吧。

激发心脏、血管的自愈力

心脏和血管的健康是相互连结的。为了保持心脏的健康，我们需要控制食盐的摄入，并增加钾的摄入。

苹果中的果胶成分有助于降低胆固醇，减少血管炎症；香蕉中的钾元素有助于维持心脑血管健康；橙子中的维生素 C、维生素 P 可以降低血液中胆固醇的水平，从而降低患心脏病的风险；菠菜中的叶酸有助于降低心血管疾病的风险；西蓝花中的抗氧化剂和膳食纤维有助于维护血管弹性。

激发骨骼的自愈力

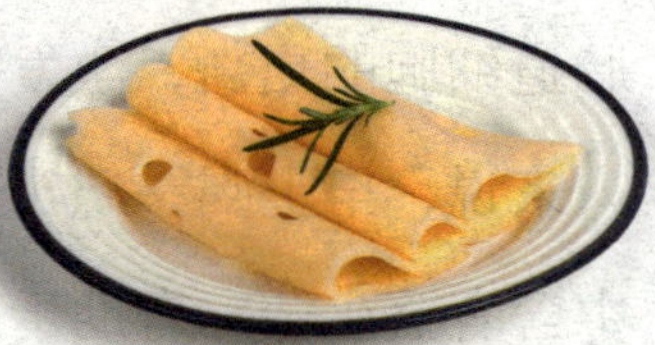

骨折时，骨骼中的骨细胞会被激活，从而帮助骨头修复。维生素 K 是激活骨细胞的关键，而菠菜和生菜中就含有丰富的维生素 K。每天食用这些蔬菜，有助于骨骼的自我修复。乳制品如低脂牛奶、酸奶和奶酪，以及豆制品如豆浆、豆腐和豆干，这些都是钙和蛋白质的来源，对保持骨骼健康至关重要。

激发肝脏的自愈力

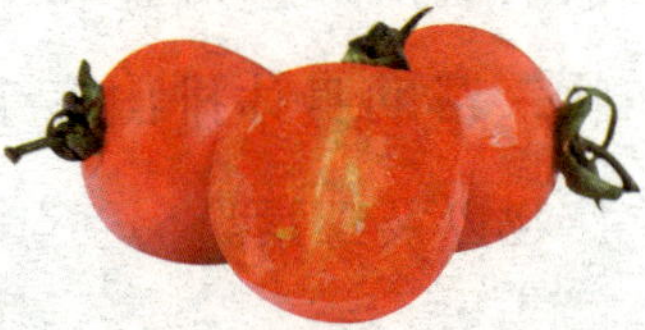

肝脏具有自我修复的能力，即使部分组织坏死也能恢复。维生素 C 有助于维护肝脏健康。例如，西红柿和柑橘类水果都是维生素 C 的优质来源；将红枣浸泡在水中饮用，有助于协助肝脏排毒；适量食用坚果，如核桃、杏仁等，都有护肝养肝的效果。

激发胃肠道的自愈力

胃肠道细胞是人体更新速度最快的细胞之一，早餐食用全谷物食品，如玉米、燕麦和全麦面馒头，均可加速胃肠道细胞的更新，激发胃肠道的自愈力。对于肠胃不好的人来说，早上喝一碗小米粥，对胃部健康十分有益。酸奶中含有益生菌，有助于保持肠道菌群的平衡，可以预防便秘和胃炎等消化系统问题。

激发肺部的自愈力

严重的空气污染会损害肺部的自我修复功能。胡萝卜、红薯和芒果等食物富含维生素 A，每天摄入这些食物，有助于肺部的自我清洁；还可以吃一些如雪梨、山药等具有养肺、清肺作用的食物，帮助身体排出多余的废物以及毒素。

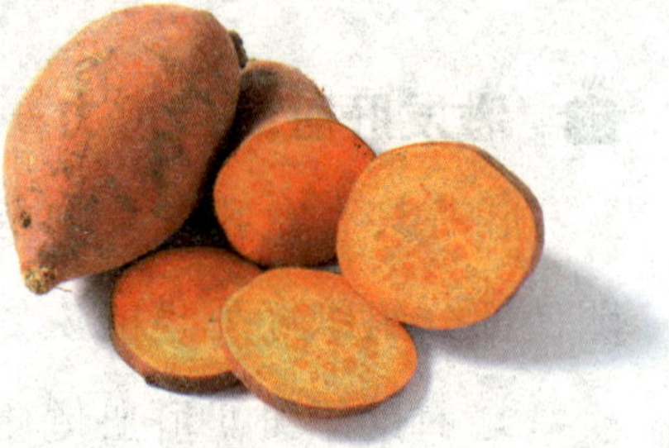

调整饮食习惯：小改变，大不同

自愈力是我们与生俱来的天赋，它的强弱却受到我们后天生活习惯的影响。养护得当，自愈力可以焕发光彩，帮助我们抵御疾病，维持身体健康。相反，如果我们忽视了对它的呵护，自愈力就会逐渐衰弱，更容易受到疾病的侵袭。饮食习惯作为影响自愈力的关键因素之一，在快节奏的现代生活中常常被我们忽视。事实上，我们可以通过一些简单的饮食调整，得到意想不到的收获。

均衡膳食

均衡膳食是饮食调节的核心所在。它强调的是在适量且平衡的基础上摄入各类食物，以确保身体能够获得全面的营养支持。

饮食中应当包含五大类食物，即谷物、蔬菜、水果、蛋白质类食物（包括肉、鱼、豆类等）以及乳制品或者其替代品。

这五大类食物各自扮演着不同的角色，它们所提供的营养素不尽相同。谷物是能量的主要来源，蔬菜和水果富含维生素和矿物质，蛋白质类食物是肌肉生长和修复不可或缺的，而乳制品或其替代品则提供钙质和维生素 D，对骨骼健康至关重要。

只有摄入各类食物，才能获取身体所需的各种营养物质。这样，我们才能维持身体的正常运作，保持身体健康。

增加蔬果摄入

蔬菜和水果是维生素、矿物质和膳食纤维的宝库，对维持健康至关重要。建议每天至少摄入 300 克蔬菜和 200 克水果，这是保持健康的好方法。我们可以选择多样化的蔬

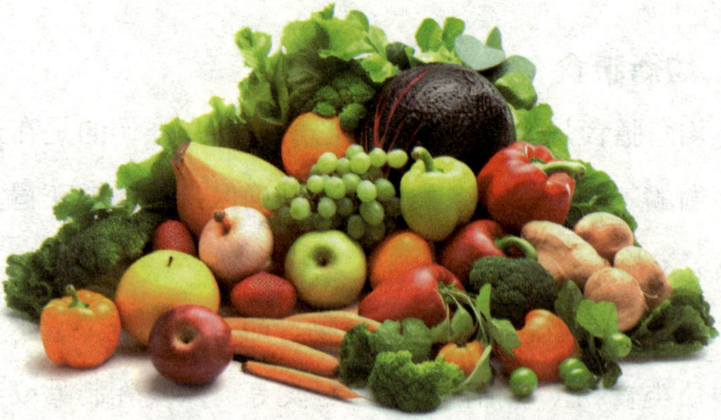

果，如西蓝花、菠菜、胡萝卜、苹果、葡萄、草莓、橙子等，将它们作为饮食的重要组成部分。

减少超加工食品和高糖饮料的摄入

超加工食品包括快餐、零食、烘焙食品等，通常含有高盐、高糖、高热量、高脂肪。长期食用这些食品会增加患肥胖、心血管疾病和糖尿病等慢性疾病的风险。而含糖饮料同样不容忽视，它们是导致体重增加和患糖尿病的隐形推手。为了健康，我们应该减少这些食品和饮料的摄入，转而选择新鲜、天然的食物。

多补充水分

水对于维持身体的正常功能至关重要。我们应当确保每天摄入充足的水分，可以选择饮用纯净水、无糖茶等。同时，应该尽量避免含糖饮料和酒精的摄入，因为它们会对我们的健康造成不利影响。

培养健康的饮食习惯

培养健康的饮食习惯对于健康同样至关重要。不管工作和学习有多忙，都要按时、按量好好吃饭。许多人的用餐时间毫无规律，时而饥肠辘辘，时而暴饮暴食，而且对食物摄入量缺乏明确概念。因此，我们应当合理安排三餐时间，遵循“早吃好，中吃饱，晚吃少”的原则，保证摄入充足的热量和营养，确保我们的身体获得所需的营养成分。

培养慢食习惯

进食过快，可能使消化系统负担过重，出现消化不良等问题。我们要放慢进食速度，充分咀嚼食物。这样可以让大脑有足够的时间接收饱腹感信号，避免过度进食，从而控制食量，预防肥胖等疾病的发生。同时，细嚼慢咽还有助于消化和吸收食物中的营养成分，对消化系统来说也是一种保护。

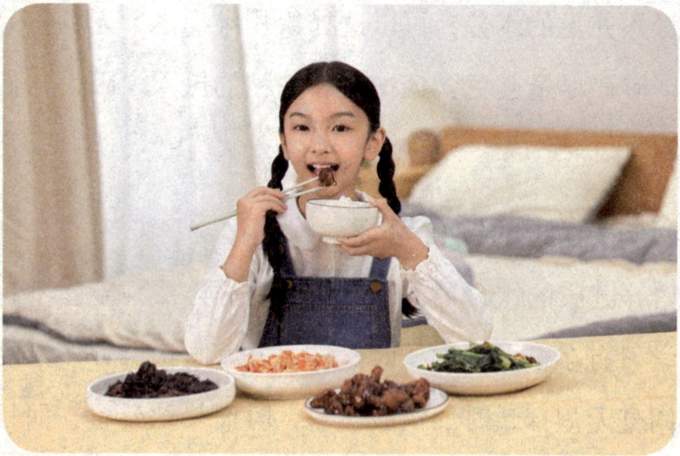

不可不知的《中国居民膳食指南》

在当今社会，越来越多的现代人开始热衷于追求健康饮食的生活方式，而《中国居民膳食指南（2022）》中所提出的“膳食宝塔”概念，无疑是帮助人们实现这一目标的实用法宝。它向我们清晰地传达了一个重要的信息，那就是健康的饮食习惯并非意味着极端的节食，也不是单纯

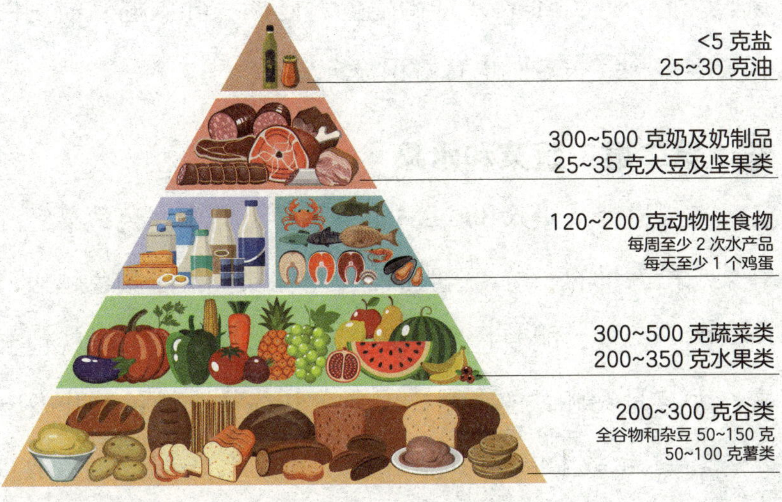
<5 克盐
25~30 克油
300~500 克奶及奶制品
25~35 克大豆及坚果类
120~200 克动物性食物
每周至少 2 次水产品
每天至少 1 个鸡蛋
300~500 克蔬菜类
200~350 克水果类
200~300 克谷类
全谷物和杂豆 50~150 克
50~100 克薯类

地依赖于某一种或几种特定的食物，而是应该追求食物的多样化与均衡性。

通过遵循“膳食宝塔”的指导原则，我们可以轻松掌握每天应该摄入的食物的量以及种类，有效地实现科学饮食，从而吃出健康、有活力的生活状态。

第一层：谷类——“食物多样，谷类为主”

建议每天摄入不少于 50 克的粗粮，这些食物富含不可溶性纤维素，有助于消化系统正常运转。它与可溶性纤维素协同作用，能够有效降低血液中低密度胆固醇和甘油三酯的浓度，延长食物在胃内的停留时间，延缓葡萄糖的吸收速度，从而减少患高血压、糖尿病以及心脑血管疾病的风险。此外，纤维素在抵御胃癌、肠癌、乳腺癌、溃疡性肠炎等多种疾病方面也有着积极意义。

第二层：蔬菜和水果

每天应保证摄入 300 ~ 500 克蔬菜，其中深色蔬菜应占蔬菜总摄入量的一半。一般而言，叶菜类的叶子颜色越深，所含的钙、铁、胡萝卜素、维生素 B_2 以及维生素 C 就越丰富。尤其是钙和铁的含量，深色菜叶往往比浅色菜叶高出 1 ~ 2 倍甚至数十倍；而胡萝卜素、维生素 B_2 以及维生素 C

的含量也要高出 5 ~ 10 倍甚至更多。同时，要坚持每天食用 200 ~ 350 克新鲜水果，切不可用果汁代替。

第三层：鱼、禽、肉、蛋等动物性食物

应优先选择鱼类和禽类，并合理控制摄入量。建议每周吃鱼 280 ~ 525 克、畜禽肉 280 ~ 525 克、蛋类 280 ~ 350 克，平均每天摄入总量为 120 ~ 200 克。吃鸡蛋时不要扔掉蛋黄。

第四层：奶类和豆类食物

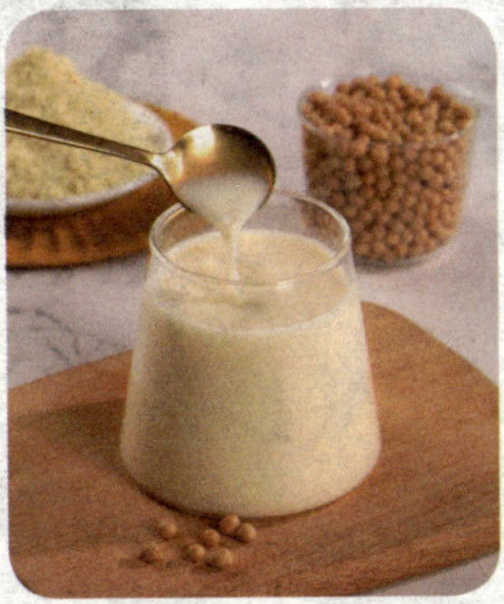

奶类和豆类是补充蛋白质和钙质的优质来源。特别是奶类，建议每天至少摄入 300 克的液体奶。大豆及其制品，如黄豆、青豆、黑豆以及豆腐、豆浆等，也是日常饮食中必不可少的部分。

第五层：烹调油和食盐

在烹饪时，应严格控制用油量和用盐量。建议每天做饭用油 25 ~ 30 克，食盐不超过 5 克。世界卫生组织指出，钠元素水平过高的人容易患高血压，进而增加患心脏病和中风的风险。

除了这五层的各类食物之外，水作为膳食宝塔的“地基”，是膳食的重要组成部分。水是一切生命活动不可或缺的物质，其需求量主要受年龄、身体活动量、环境温度等因素的影响。对于身体活动水平较低的成年人来说，每天应保证摄入 1500～1700 毫升（7～8 杯）的水。

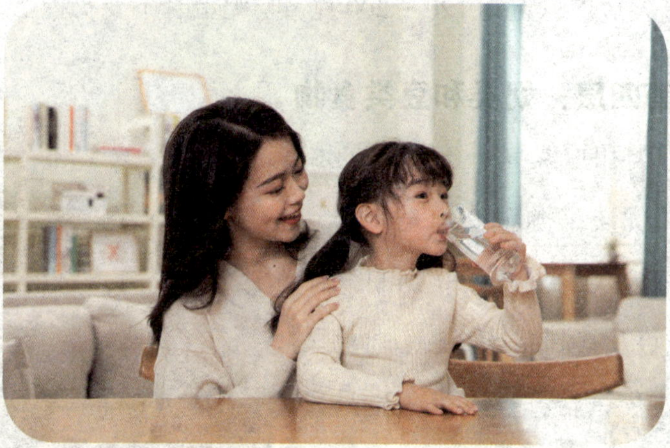

NO.3

“超级食物”

开启自愈力之旅

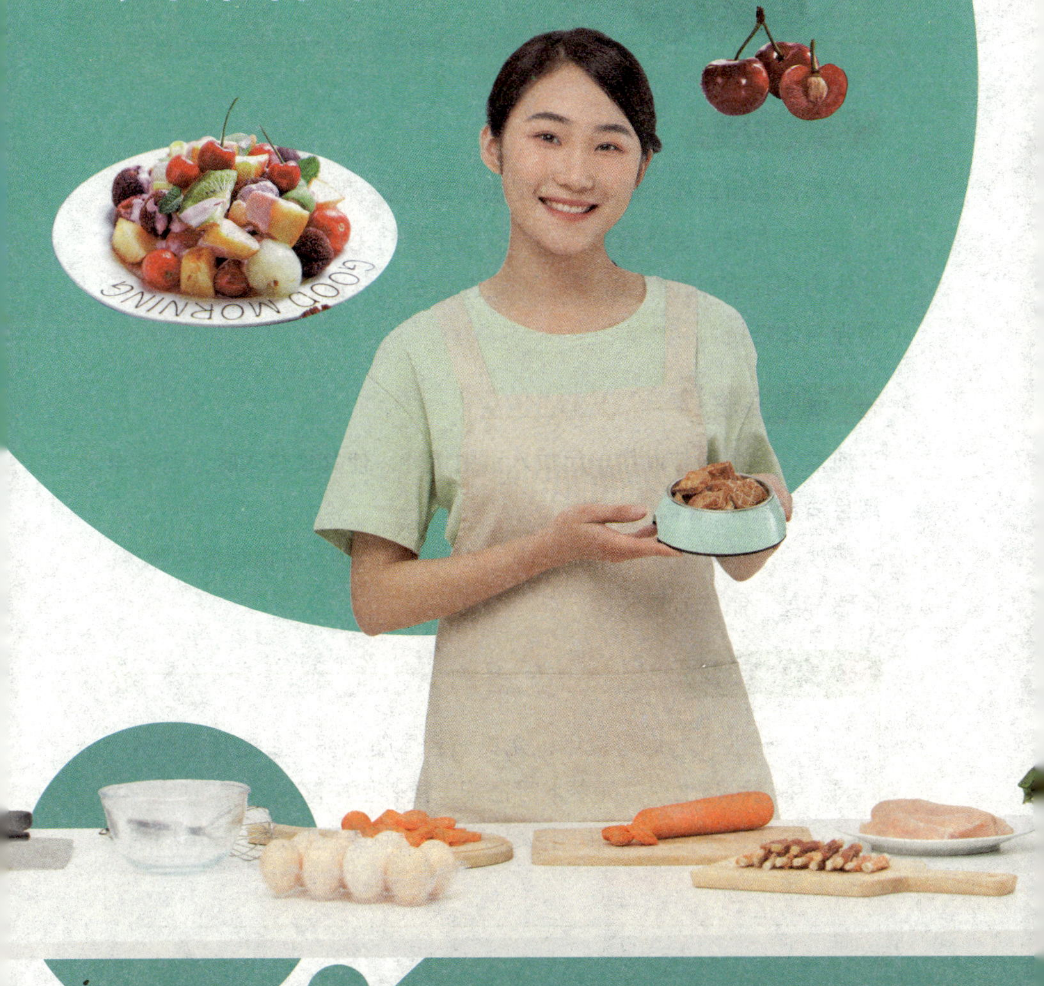

牛肉

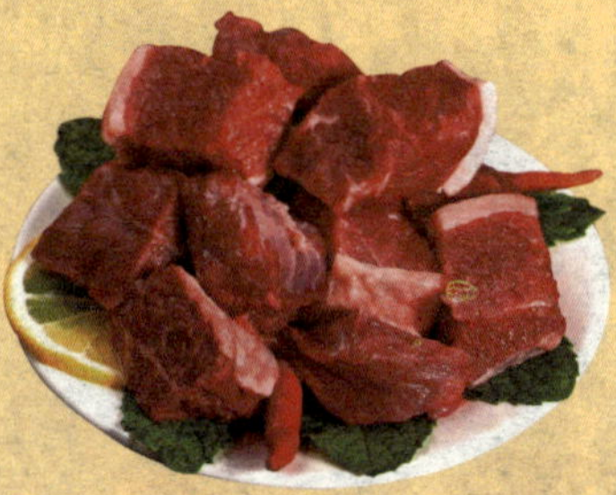

食疗效果

- 补充蛋白质。增强肌肉力量，为身体提供能量。
- 补铁。含有丰富的铁元素，可预防缺铁性贫血。
- 促进生长发育。对于儿童和青少年来说，适量食用牛肉能提供生长所需的营养物质。

营养价值

1. 牛肉富含蛋白质，能为身体提供构建免疫细胞的物质基础。
2. 牛肉含有铁、锌等微量元素，有助于维持免疫系统正常功能。
3. 牛肉中还有维生素 B_6 等，可促进蛋白质代谢和抗体合成，进而增强身体抵抗力。

食用方法

1. 炖煮。将牛肉与调料一起放入锅中慢炖，使其软烂入味，营养丰富且适合各类人群。
2. 煎炒。把牛肉切成薄片或小块，热油下锅翻炒，可搭配各种蔬菜，口感鲜美，制作方便快捷。

饮食宜忌

1. 一般人群均可食用，尤其适合体质虚弱、贫血及健身人群。牛肉可与土豆、胡萝卜等搭配，营养更丰富。

2. 牛肉不宜与韭菜、田螺等同食。感染性疾病、肝肾病患者慎食。

凉拌牛肉片

材料

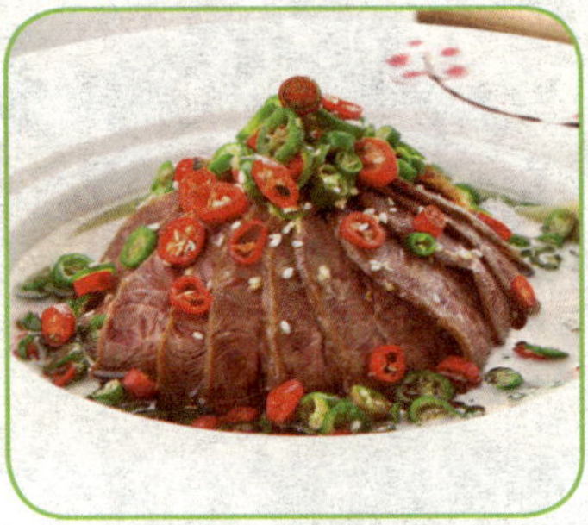

牛肉500克，姜片、大料、盐、青杭椒、红杭椒、花椒粉、鸡精、醋酱油、辣椒酱、熟芝麻各适量

做法

① 牛肉放入冷水锅中煮，在大火烧开后将浮沫捞出，然后加姜片、大料、盐，再转中火煮至牛肉变熟。

② 将煮熟的牛肉捞出晾凉；青杭椒、红杭椒切圈。准备小碗，放入花椒粉、鸡精、盐、醋、酱油、辣椒酱调匀，再放入青杭椒、红杭椒圈。

③ 将牛肉切片、摆盘，把调好的料汁倒入牛肉中，再撒上熟芝麻即可。

滑炒牛肉

材料

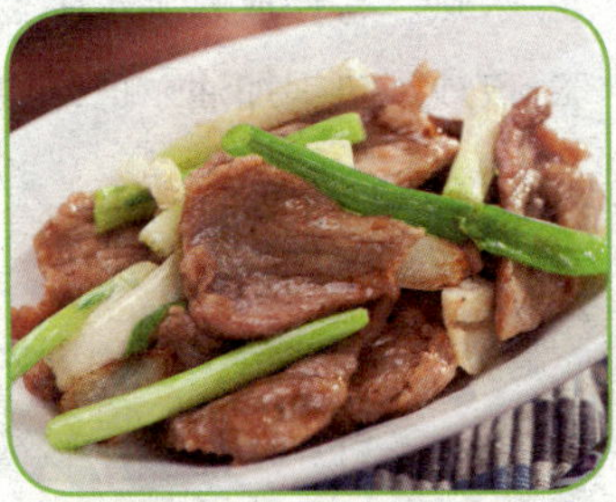

牛肉400克，葱100克，酱油40克，水淀粉少许，食用油、盐、蛋清、黄酒、姜丝、生粉、味精各适量

做法

① 将牛肉切片，加盐、蛋清、水淀粉上浆；葱洗净切段。锅置火上，放入油烧至四成热，下牛肉片滑炒至熟，盛出；葱段用油烫熟，待用。

② 在底油中倒入肉片、葱段，下姜丝，加黄酒，用酱油、盐、味精调味，用生粉勾芡，炒匀即可。

虾

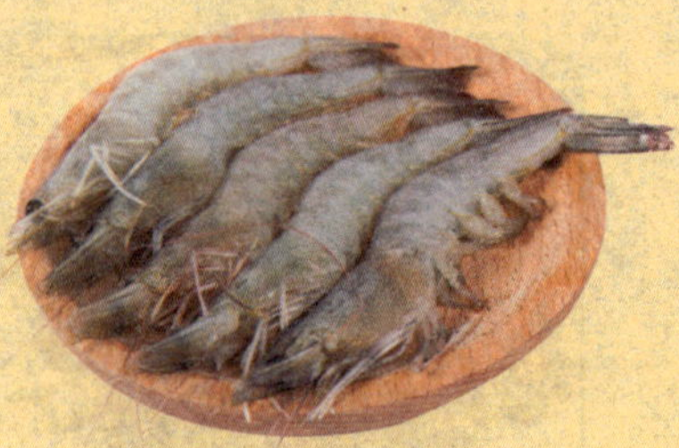

食疗效果

- 预防心血管疾病。虾中的ω-3多不饱和脂肪酸可有效降低胆固醇，防止动脉硬化，降低患心脏病的风险。
- 促进生长发育。虾中含有丰富的钙、磷等矿物质，有助于骨骼健康。

营养价值

1. 虾青素是一种天然抗氧化剂，能够对抗自由基。虾青素可增强免疫细胞的活性，防止细胞受损，帮助身体抵御感染。
2. 虾富含优质的蛋白质，可增强免疫系统的功能，提高身体对抗病原体的能力。

食用方法

1. 清蒸。将虾洗干净后，放入蒸锅中，蒸至变色即可。
2. 水煮。将虾放入沸水中煮至变色，捞出即可。
3. 煎炒。热锅加油，把虾快速炒至变色，可加入葱姜蒜等调味。

饮食宜忌

1. 对海鲜过敏的人不宜吃虾，以避免皮疹、荨麻疹等症状。

2. 虾中嘌呤含量较高，痛风患者或尿酸水平偏高的人群应控制食用量，以免加重病情。

3. 虾中的某些成分与含维生素C类食物同食会产生有害物质，不建议吃虾的同时大量摄入含维生素C的食物。

生焖大虾

材料

大虾750克，植物油30克，番茄酱15克，盐3克，姜丝、生粉、白糖各适量

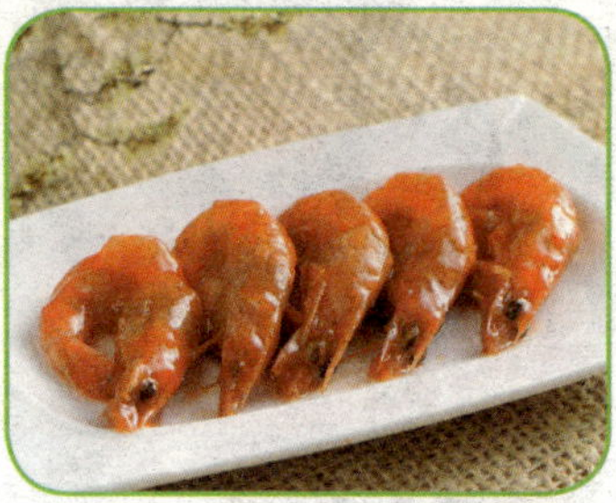

做法

① 大虾去须、足，背部剪开，挑去肠泥，洗净沥干。

② 番茄酱加盐、白糖、生粉和水调成番茄汁。

③ 锅中放油，放入姜丝爆香，放入大虾，大火炒至变红，倒入番茄汁翻炒均匀，盖上锅盖焖5分钟即可。

腰果炒虾仁

材料

鲜虾200克，腰果、火腿各50克，青、红椒各1个，葱姜末10克，料酒、盐、白胡椒粉、水淀粉、白糖、植物油各适量

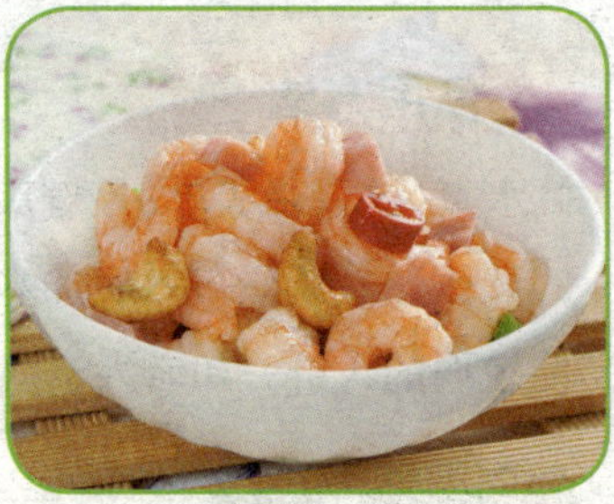

做法

① 鲜虾去壳去虾线洗净，火腿切丁，青、红椒洗净去蒂切成圈状。

② 小火烧热锅中的植物油，放入腰果炸熟，捞出沥干；鲜虾同样滑熟捞出。

③ 锅中留底油，放入葱姜末、青椒圈、红椒圈炒香，再加入鲜虾和火腿拌炒，调入料酒、盐、白胡椒粉、白糖和水淀粉，翻炒均匀后加入腰果，拌匀即可。

鸡蛋

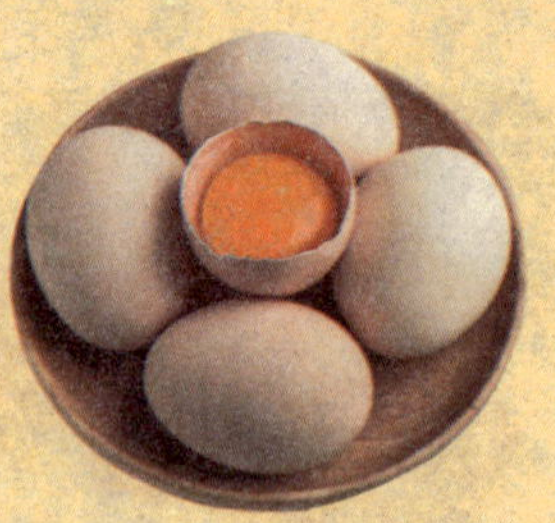

食疗效果

促进生长发育。鸡蛋中的优质蛋白质有助于儿童和青少年的生长发育。

保护视力。鸡蛋中的维生素A和叶黄素有助于保护视力，防止眼睛受到自由基的伤害。

营养价值

1. 鸡蛋中的蛋白质是人体合成免疫细胞的重要原料，能够为免疫系统提供必需的氨基酸。

2. 鸡蛋富含维生素A、维生素D、维生素E等，能帮助抵御外界病原体的入侵。

3. 鸡蛋含有丰富的铁、锌、硒等矿物质，能增强免疫细胞的活性，抵御病毒和细菌的侵袭。

食用方法

1. 水煮。这是最简单、最健康的吃法，可保留鸡蛋的大部分营养成分。

2. 蒸蛋羹。鸡蛋打散后加水蒸制，口感细腻柔软，特别适合消化功能较弱的人群，如老人、病后康复者、儿童等。

饮食宜忌

1. 生鸡蛋中可能含有致病菌（如沙门氏菌），生吃可能导致食物中毒。

2. 过度烹饪鸡蛋会破坏蛋白质结构，影响营养吸收。所以，鸡蛋应煮至刚熟，避免高温炒制或反复加热。

什锦鸡蛋羹

材料

鸡蛋 2 个，瘦肉末 50 克，香菇末、胡萝卜粒、豌豆粒、玉米各少许，辣椒酱、食用油、盐各适量

做法

① 鸡蛋液兑入温水打散，放入蒸锅蒸熟备用。

② 锅中加少许油（一点点即可），油热后，分别下入瘦肉末和香菇末煸炒 1 ~ 2 分钟，再加入辣椒酱、玉米粒、胡萝卜粒、豌豆粒，调入盐。

③ 将炒好的食材调入蒸蛋中即可。

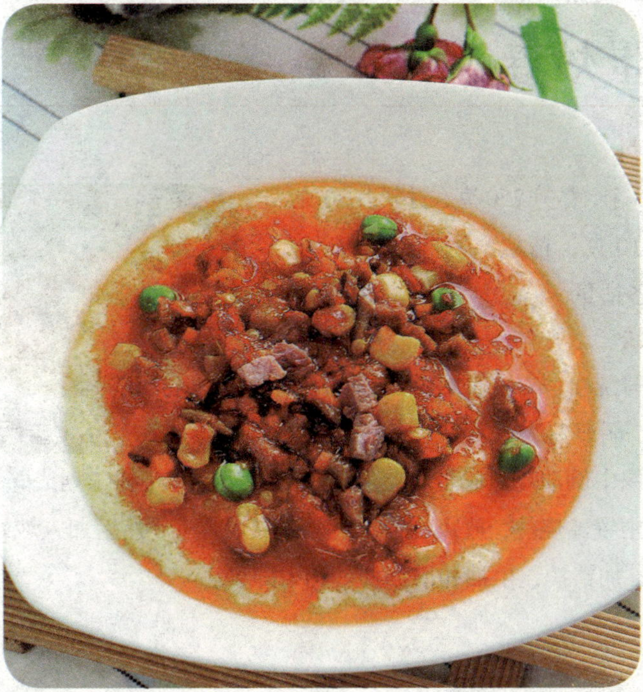

小炒鸡蛋

材料

鸡蛋 5 个，香芹少许，植物油 10 克，盐 2 克，虾皮、葱各适量

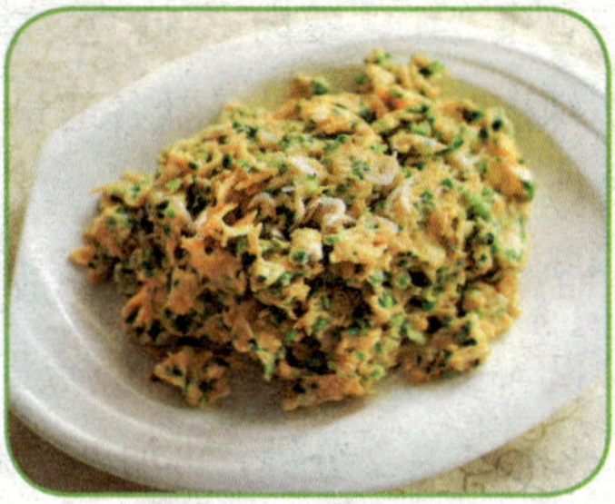

做法

① 鸡蛋打入碗中，打散搅匀；香芹择洗干净，切小段；葱洗净，切末。

② 锅置火上，下入植物油，待油热下入葱末、香芹段翻炒，然后放鸡蛋液，凝固后翻拌成碎块。

③ 撒上虾皮即可。

鸡蛋炒春笋

材料

鸡蛋 3 个，春笋 250 克，胡萝卜 30 克，葱粒 10 克，精盐、生抽、白糖、植物油各适量

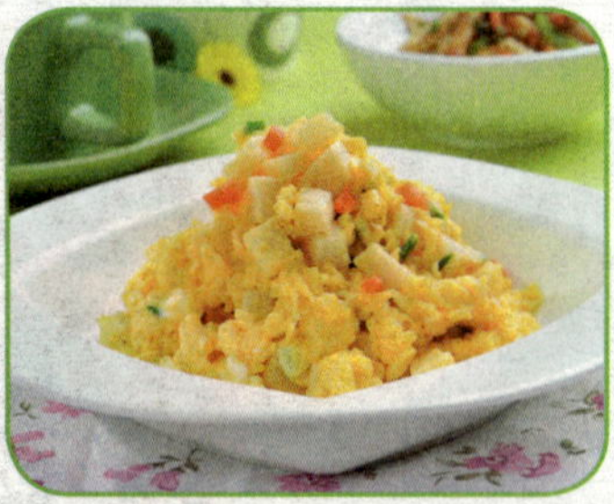

做法

① 春笋洗净，放入沸水中焯烫 2 分钟，切丁；胡萝卜洗净切丁；鸡蛋打散。

② 炒锅中倒油烧热，把鸡蛋倒入锅中，边倒边用筷子划成碎块盛出。

③ 锅中置油烧热，放入春笋、胡萝卜翻炒几下，然后加入炒好的鸡蛋、葱粒，加精盐、生抽和白糖拌炒均匀即可。

玉 米

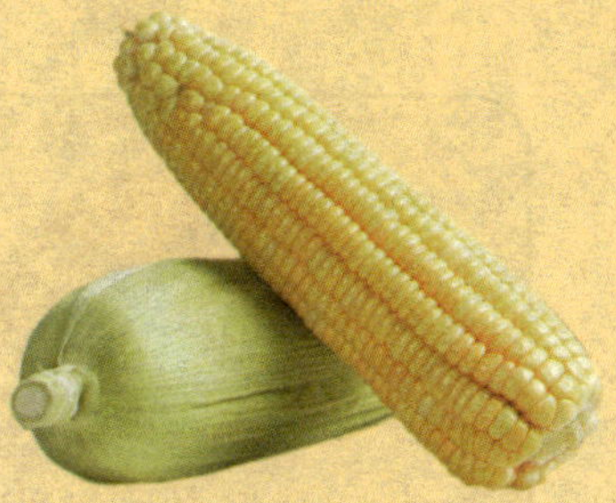

食疗效果

延缓衰老。玉米中的叶黄素、玉米黄质和维生素E等抗氧化成分，能够对抗自由基，减少细胞老化。

保护心血管。玉米中的不饱和脂肪酸，特别是亚油酸，对降低胆固醇、保护心血管健康具有积极作用。

营养价值

1. 玉米富含膳食纤维，能够促进肠道健康，肠道菌群的平衡对免疫力的维持至关重要。

2. 玉米富含多种抗氧化物质和维生素，有助于对抗自由基，减少细胞氧化损伤，提高免疫力。

食用方法

1. 水煮。煮熟的玉米既保留了营养成分，又保持了自然香甜，是早餐、下午茶的理想选择。

2. 炖汤。玉米可以和排骨、蔬菜等一同炖汤，炖出的汤香甜可口，具有滋补和养胃的效果。

饮食宜忌

1. 玉米含有较多的纤维素，过量食用可能会导致胃胀气、消化不良等问题。

2. 作为主食时建议搭配其他食物，保持营养的多样性。

玉米排骨汤

材料

新鲜排骨500克，玉米3根，胡萝卜、盐、姜各适量

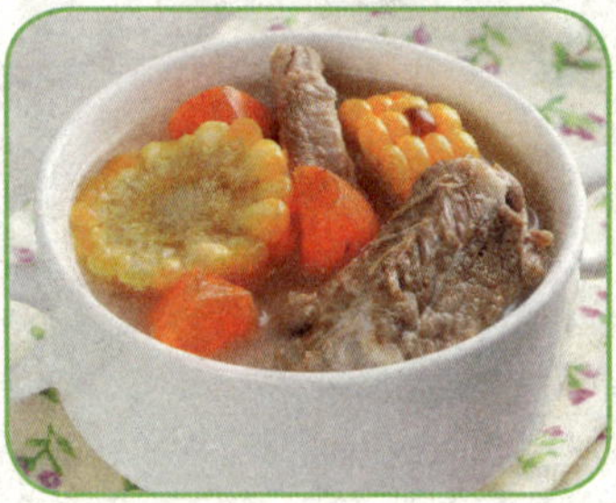

做法

①将排骨洗净，剁成小段；玉米洗净，切段；胡萝卜洗净，切块；姜切片。

②把排骨、姜片放在锅里煮90分钟。将玉米、胡萝卜放入，煮1小时，最后放盐调味即可。

松仁玉米

材料

玉米粒150克，松仁50克，青、红椒各1个，盐3克，白糖5克，牛奶50克，植物油15克

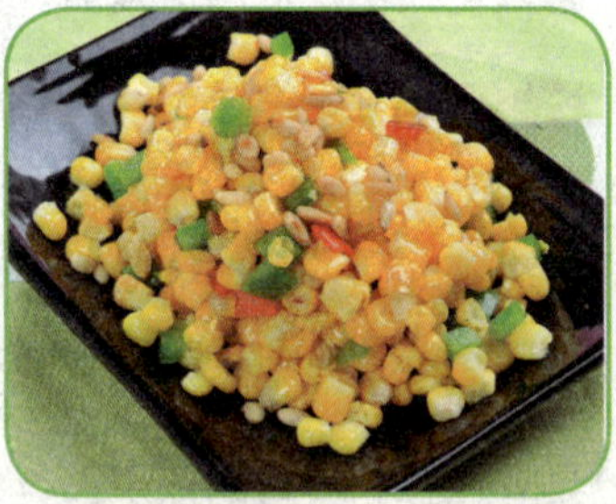

做法

①玉米粒在开水中煮熟，捞出沥干；青、红椒切丁。

②松仁放入平底锅，用小火焙香至微黄，表面泛油光时，盛出自然冷却。

③锅中放油，七成热时，放入玉米粒及青、红椒丁翻炒一会儿，加入牛奶、盐、白糖。

④焖3分钟，大火收汁，撒入松仁炒匀，出锅即可。

山 药

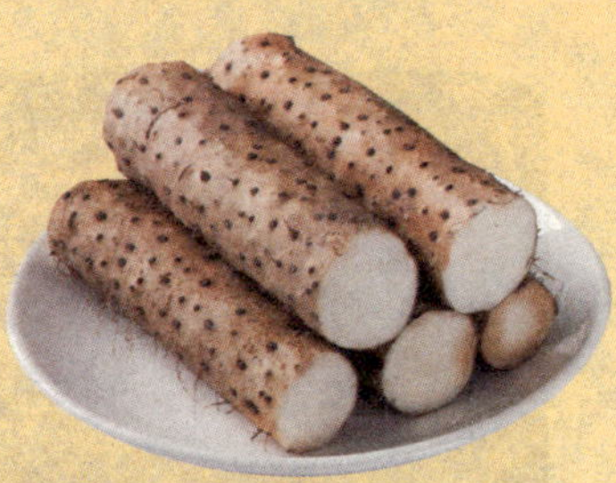

食疗效果

- 保护血管。山药中的黏液蛋白能够帮助降低血脂，预防动脉硬化。
- 改善消化功能。山药能够健脾养胃，帮助改善消化不良、食欲不振等症状。

营养价值

1. 山药中的黏液蛋白是一种天然的多糖蛋白复合物，能够保护胃肠道黏膜，减少炎症的发生。
2. 山药富含抗氧化物质，能够中和体内的自由基，减少细胞的氧化损伤，并预防慢性疾病。
3. 山药中的膳食纤维有助于维持肠道的健康，促进有益菌的生长。

食用方法

1. 蒸山药。把山药去皮切段后蒸熟，是最简单的吃法能够最大程度保留山药的营养成分。
2. 熬粥。山药与大米一起煮粥，黏稠润滑，具有健脾养胃的功效。

饮食宜忌

1. 生食山药可能会引起口腔和喉咙的不适或刺痒感。因此，应充分加热后食用。

2. 某些人群可能对山药的黏液蛋白过敏，食用后出现皮肤红肿、瘙痒等症状。如果出现过敏反应，应停止食用，并就医。

拌山药丝

材料

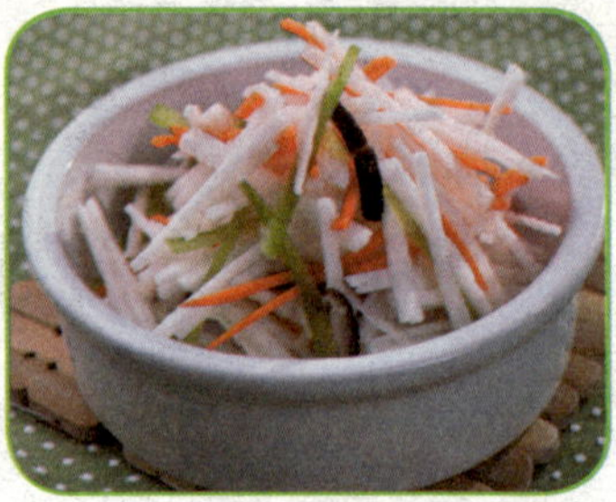

山药200克，胡萝卜、青椒各50克，鲜香菇1朵，食盐、鸡精、白醋、橄榄油、白糖各适量

做法

① 将山药去皮，洗净后切成丝；胡萝卜、青椒、鲜香菇分别洗净，切成丝。

② 将山药、胡萝卜、青椒、鲜香菇分别放入沸水中焯一下，过凉水，沥干水分。

③ 将所有食材放入碗中，加入食盐、鸡精、白醋、白糖、橄榄油拌匀即可。

蓝莓雪山

材料

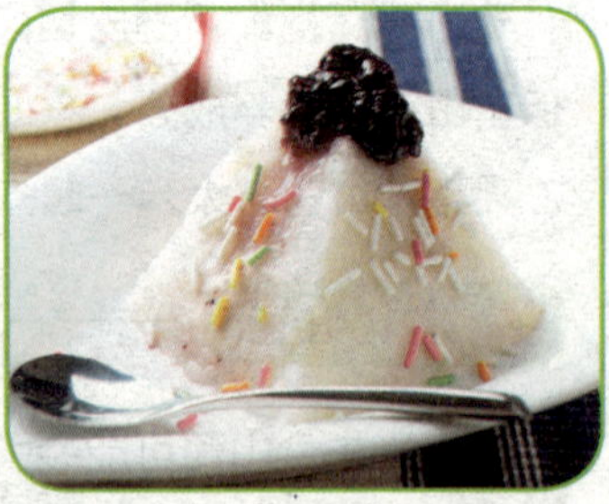

山药适量，蓝莓酱、蜂蜜、糖针各适量，精盐少许

做法

① 将山药洗净后切成段，放锅中蒸熟，去皮后压成泥，加少许精盐，装入裱花袋中，挤成自己喜欢的形状。

② 蓝莓酱加适量清水和蜂蜜调和均匀，淋在山药泥上，撒上糖针即可。

西蓝花

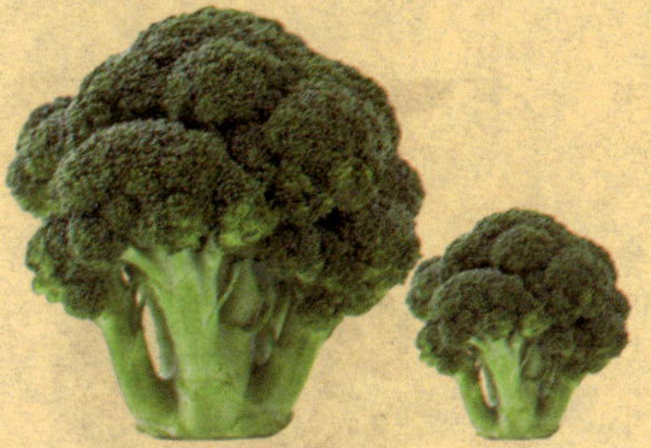

食疗效果

抗氧化抗炎。西蓝花富含维生素C、胡萝卜素和其他抗氧化物质，能够有效中和自由基，减少细胞的氧化损伤，预防慢性炎症。

增强骨骼。西蓝花中的维生素K和钙有助于维持骨骼的健康，预防骨质疏松。

营养价值

1. 西蓝花中的维生素 C 含量远高于大部分蔬菜，能够增强白细胞活性，促进体内抗体的生成。
2. 西蓝花中的硫代葡萄糖苷是一种天然的植物化合物，在体内转化为异硫氰酸盐，这种物质被认为具有强大的抗癌和免疫调节作用。
3. 西蓝花中含有丰富的胡萝卜素，能够维持皮肤和黏膜的健康。

食用方法

1. 清炒。将西蓝花焯水后快速翻炒，也可以搭配大蒜或胡萝卜一起炒，滋味鲜美，营养丰富。
2. 蒸食。把西蓝花切成小朵，蒸熟后放一点橄榄油和盐拌匀。

饮食宜忌

西蓝花含有一定量的硫代葡萄糖苷，这种物质在过量食用后可能会干扰碘的吸收，影响甲状腺功能。因此，甲状腺功能低下的人群应适量食用，避免生食。

芸豆西蓝花

材料

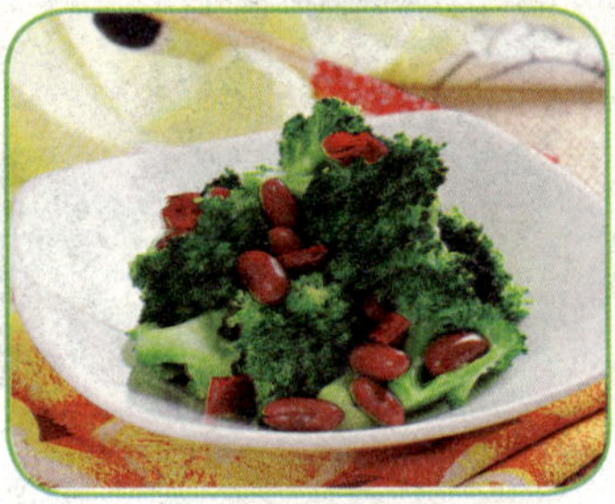

西蓝花 250 克，蜜红芸豆 50 克，干辣椒、食盐、鸡精、白糖、植物油、香油各适量

做法

① 将西蓝花洗净，去老皮后撕成小朵，放入沸水中焯水，捞出并控干水分；干辣椒切段备用。

② 锅中倒入适量植物油烧热，放入干辣椒爆香，然后放入西蓝花煸炒，加食盐、鸡精、白糖调味，倒入少许清水。

③ 烧沸后放入蜜红芸豆炒匀，淋上适量香油即可。

木耳炒西蓝花

材料

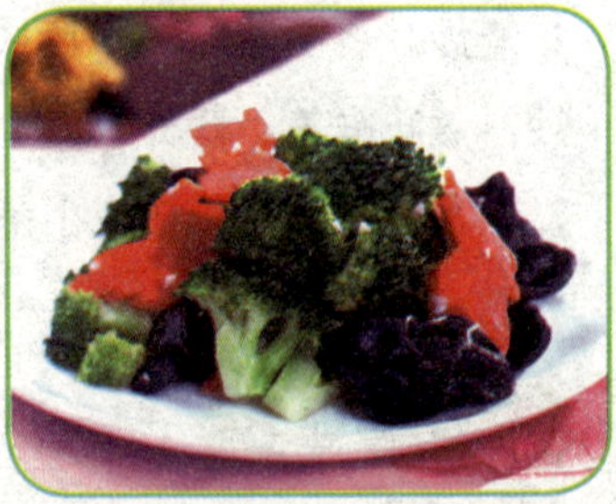

西蓝花 400 克，胡萝卜 1 小段，木耳适量，姜末、蒜末、食盐、食用油、味精各适量

做法

① 将西蓝花切成小块，木耳撕成小块，胡萝卜切成片。

② 把西蓝花、胡萝卜、木耳放入沸水中焯水片刻捞出。

③ 锅中放入食用油，油热后放入姜末、蒜末爆香，再将西蓝花、胡萝卜、木耳放入锅中翻炒，至熟后放入食盐、味精调味即可。

西红柿

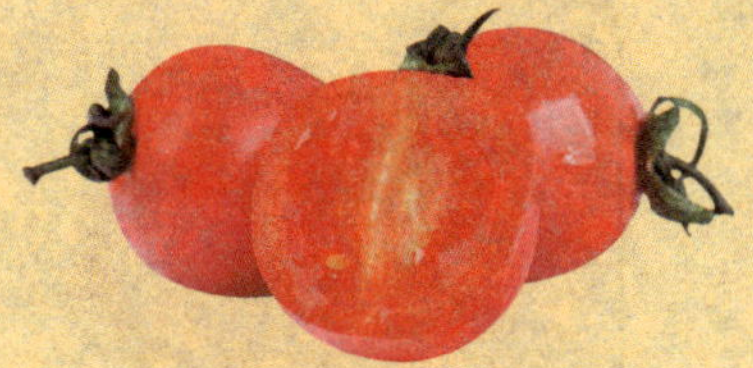

食疗效果

美白抗衰老。西红柿中的维生素C和番茄红素具有抗氧化作用，能减少皮肤色素沉着。

保护心脏。西红柿中的番茄红素有助于降低胆固醇，预防心血管疾病。

营养价值

1. 西红柿富含抗氧化剂，尤其是番茄红素，能够有效中和自由基，减少细胞损伤。

2. 所含的维生素 C 有助于增强白细胞的功能，提高身体抵抗力。

3. 西红柿含有的钾元素有助于维持心脏健康和血压稳定，对肌肉功能和神经信号传递也很重要。

食用方法

1. 生吃。生吃或者与其他蔬菜一起做成凉拌菜，可以最大限度地保留其维生素 C 的含量。

2. 炖煮。西红柿与土豆、牛肉等食材一起炖煮，更容易释放番茄红素，利于人体吸收。

3. 做酱。把西红柿煮烂后制成酱，可用于蘸食或烹饪其他菜肴。

饮食宜忌

1. 空腹食用西红柿可能会引起胃酸过多，导致胃部不适。

2. 不要食用未成熟的青西红柿。

3. 烹调时应避免长时间高温加热西红柿，以免营养丢失。

生煎西红柿饼

材料

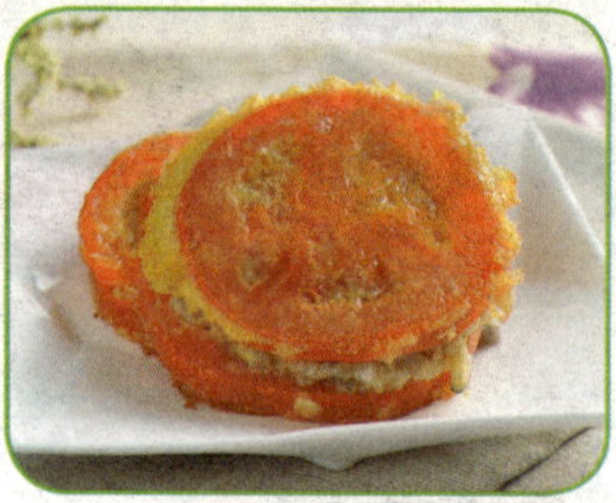

西红柿2个，五花肉100克，虾仁50克，水发冬菇35克，火腿20克，鸡蛋2个，干淀粉40克，味精、盐、料酒、猪油各适量

做法

① 西红柿切片，去籽，洗净；冬菇用水焯熟晾凉；五花肉、虾仁、冬菇、火腿剁成茸，放入碗中加蛋清、味精、盐、料酒拌匀成馅料。

② 取一片西红柿抹上馅料，盖上另一片，涂上蛋液后裹上干淀粉。

③ 平底锅烧热猪油，用小火煎西红柿至两面熟即可。

西红柿鸡蛋汤

材料

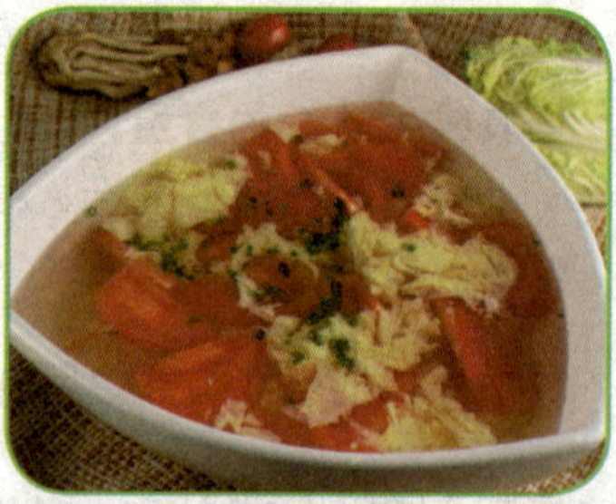

鸡蛋2个，西红柿2个，盐、香油、葱花、生姜各适量

做法

① 将西红柿洗净后切块，鸡蛋打匀。

② 锅中加水，放入2片生姜一起煮。

③ 水开后放入西红柿，加少许盐，把鸡蛋倒入，起花就关火。盛入大碗中，滴入香油，撒上葱花即可。

苹果

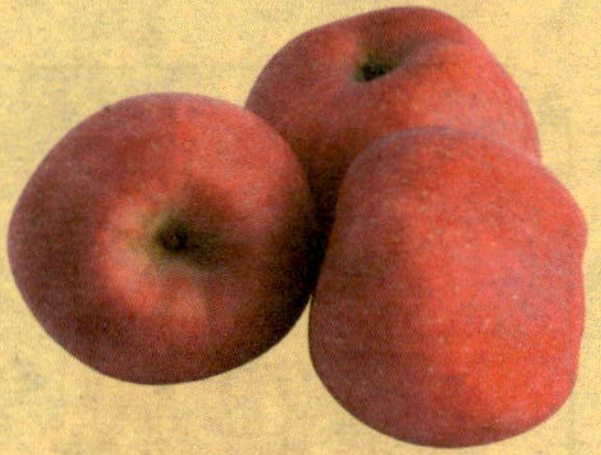

食疗效果

苹果含果胶成分，有助于增加粪便体积，改善便秘。

苹果含有大量的膳食纤维和钾，能降低血液中的胆固醇，抑制血糖上升，对预防动脉硬化、糖尿病、大肠癌、高血压等疾病颇有成效。

营养价值

1. 苹果中含有的有机酸类物质能够加快新陈代谢，促使体内毒素顺利排出，提升免疫力。
2. 苹果富含多酚类和黄酮类化合物，属于天然抗氧化剂，具有防癌功效；苹果中的氨基酸可以消除疲劳，增强抵抗力。
3. 苹果所含的糖类能够增加体内的有益菌，从而提高人体免疫力。

食用方法

1. 苹果削皮之后和空气接触一会儿就会变色，可泡在柠檬水或淡盐水里，以防止果肉氧化变色。
2. 苹果最好连皮一起吃，因为苹果中有将近一半的维生素 C 分布在紧贴果皮的部位。

饮食宜忌

1. 胃溃疡患者不宜生吃苹果，因苹果质地较硬，再加上粗纤维和有机酸的刺激，容易使溃疡情况加重。

2. 苹果容易产生饱足感，又能帮助新陈代谢，且热量很低，减重者可多吃。

拔丝苹果

材料

苹果300克，鸡蛋3个，植物油、淀粉、白糖各适量

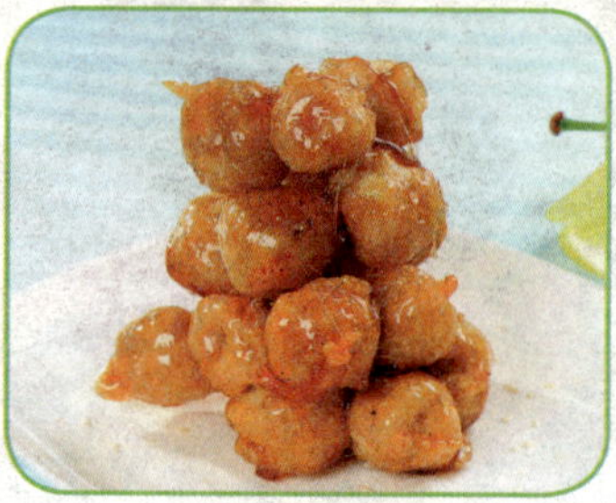

做法

①苹果去皮、核，切成块备用。

②鸡蛋打散加淀粉和适量的水搅拌成糊状，均匀地抹在苹果上。

③锅中放植物油，烧至八成熟时把挂好糊的苹果下锅炸至金黄色，捞出控油。

④锅底留油，加入白糖不断搅拌至糖溶化呈黏糊状，将苹果下锅拌匀，在苹果周身都有糖液时快速盛出即可。

苹果萝卜牛奶粥

材料

苹果、胡萝卜各25克，牛奶100克，大米100克，白糖适量

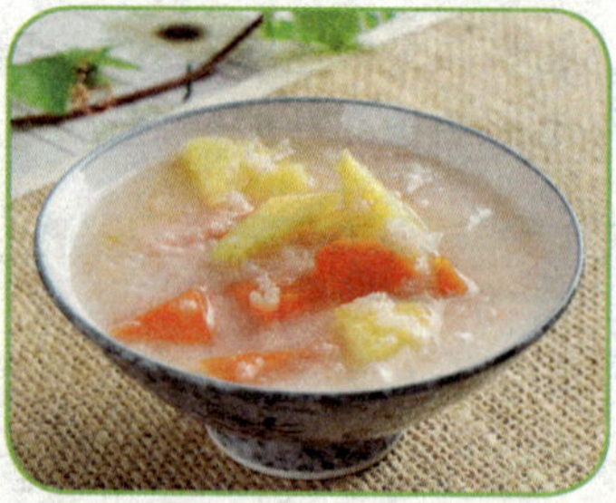

做法

①将胡萝卜、苹果洗净后切成小块，大米淘净。

②锅置火上，注入清水，放入大米煮至八成熟，放入胡萝卜、苹果煮至粥熟，再倒入牛奶稍煮，加白糖调匀即可。

核 桃

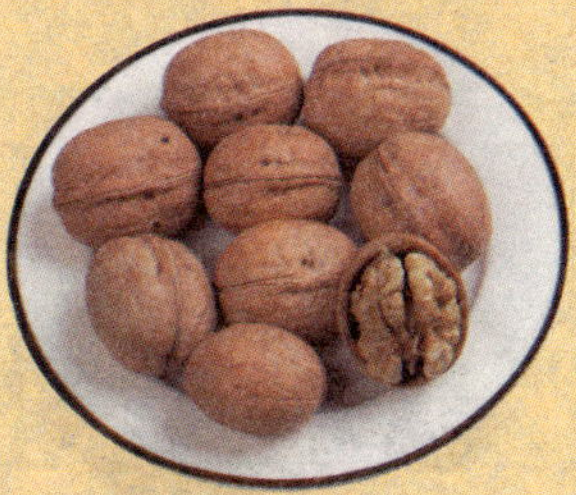

食疗效果

- 健脑益智。核桃富含 DHA 前体物质和磷脂，有助于促进脑细胞的发育，提高记忆力。
- 延缓衰老。核桃中的维生素 E 和多酚具有抗氧化作用，能够减缓细胞老化，对抗自由基。

营养价值

1. 核桃含有丰富的不饱和脂肪酸，可以在体内转化为 DHA，有助于抗衰老、改善血液循环。
2. 核桃富含抗氧化物质，如维生素 E 和多酚，这些成分能够对抗自由基，减少细胞损伤。
3. 核桃中的锌、铁等矿物质也是增强免疫力的重要元素，可以促进抗体生成，帮助身体抵抗病原体。

食用方法

1. 生吃。可以最大程度保留其营养，适合作为日常零食食用。
2. 炖或炒。核桃可以用于炖汤或炒菜，增加菜品的营养和风味。
3. 烘焙。核桃也常用于烘焙，是甜品中常见的健康原料。

饮食宜忌

1. 核桃含油量高，过量食用可能会导致消化不良或体重增加。
2. 空腹食用容易刺激胃部，建议饭后适量食用。
3. 肝胆疾病患者应避免食用过多，以免增加肝脏负担。

核桃仁拌豌豆苗

材料

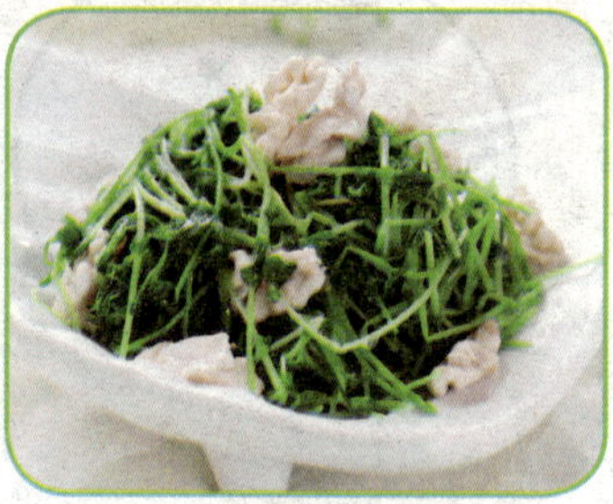

豌豆苗200克，核桃仁150克，食盐、白醋各适量

做法

① 将豌豆苗去根后洗净，焯水，捞出清水过凉。

② 用牙签把核桃仁的皮去掉。

③ 将豌豆苗与核桃仁放入碗内，加白醋、食盐搅拌均匀即可。

核桃炖牛脑

材料

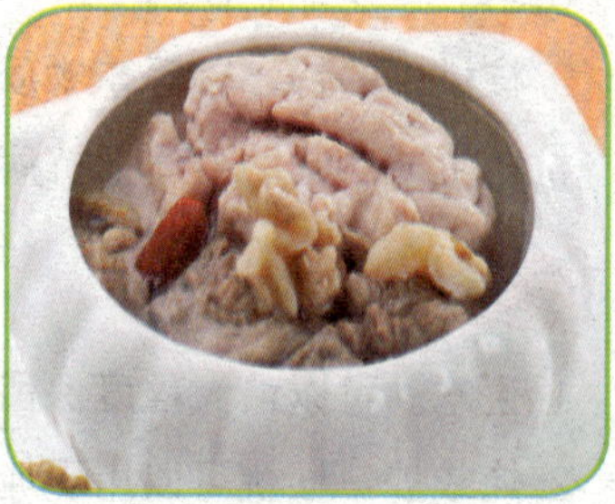

牛脑1副，核桃仁300克，牛腱200克，姜1片，枸杞、盐、料酒各适量

做法

① 牛脑撕去薄膜和红筋，和牛腱一起放入开水中煮5分钟，取出洗净，牛腱切块。

② 核桃仁炒后再用水煮3分钟，取出洗净。

③ 将牛脑、牛腱、核桃、姜片、枸杞、料酒放入炖盅，加水炖3小时，加盐调味即可。

NO.4

私房食谱，吃出超强自愈力

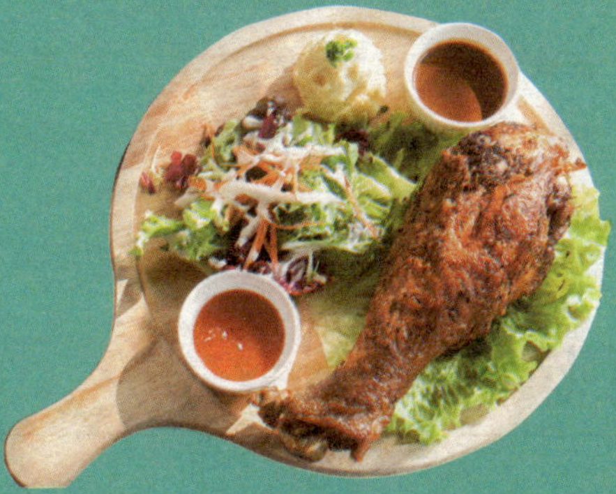

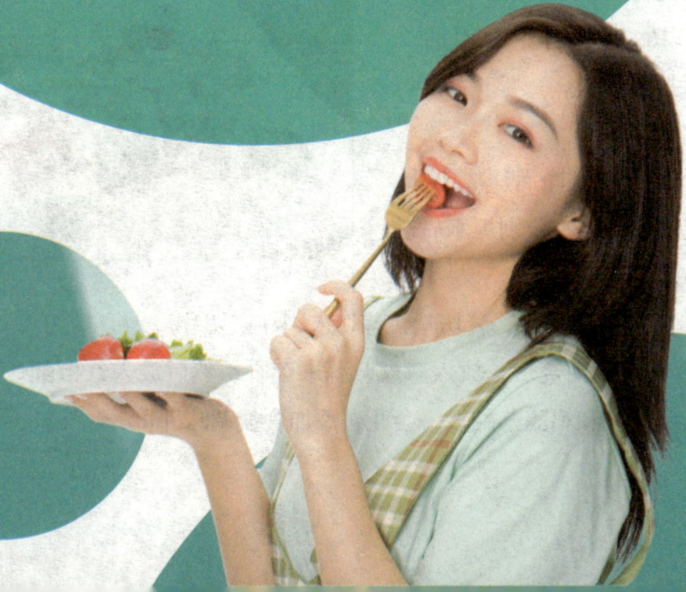

降三高食谱

“三高”常表现为头晕、乏力等症状，这大大增加了患心脑血管疾病的风险。长期的饮食和生活习惯不当会导致三高问题加重，合理的食疗可以帮助调节血压、血糖和血脂，维持身体健康。

宜吃食材

蔬菜类	西蓝花、芹菜、胡萝卜、苦瓜等。
水果类	苹果、柚子、蓝莓等。
谷物类	燕麦、荞麦、糙米等。
坚果类	核桃、杏仁、亚麻籽等。
其他	大蒜、洋葱、豆类等。

鸡腿菇炒西蓝花

材料

鸡腿菇、西蓝花各适量，红椒、葱、蒜、食用油、食盐各适量

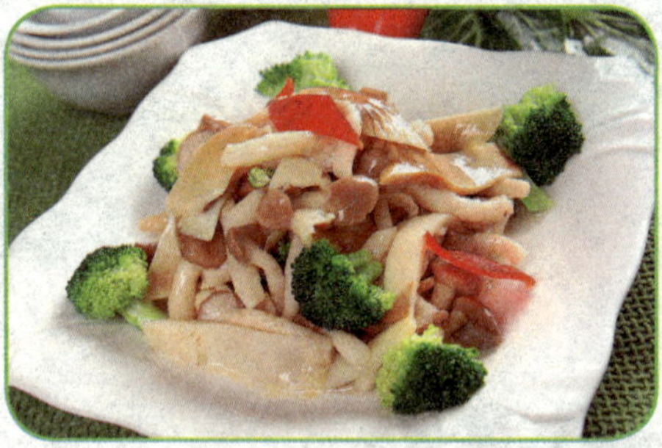

做法

① 西蓝花洗净后掰成小朵，鸡腿菇洗净，分别焯水后过凉水。

② 将鸡腿菇切段，葱切丝，蒜切末，红椒切片。

③ 锅内倒油烧热，放入葱丝、蒜末煸香，然后放入红椒翻炒，最后加入西蓝花和鸡腿菇翻炒一会儿，添加食盐调味即可。

芹菜拌花生

材料

芹菜200克，花生仁200克，姜丝、蒜末各5克，盐、味精、香油各适量

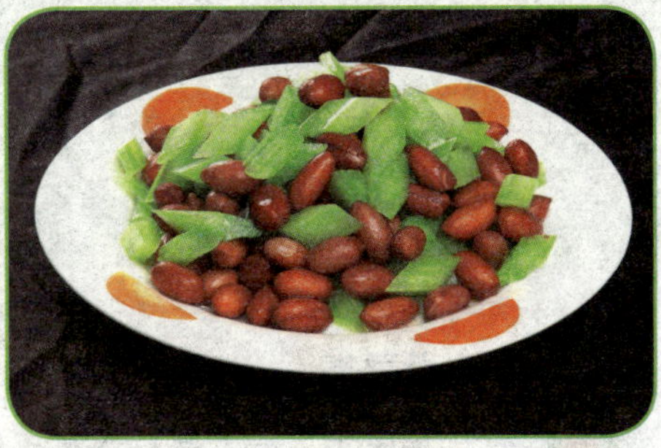

做法

① 将芹菜根和叶片去掉，切成2厘米长的段，用开水焯一下，捞出备用。

② 花生仁提前泡几小时后再用水煮熟，倒入芹菜中，加入姜丝、蒜末、盐、味精、香油，调匀即可装盘。

木耳拌胡萝卜

材料

干木耳15克，胡萝卜、瘦猪肉各50克，食盐5克，味极鲜、料酒、植物油各适量，葱花、姜末、白醋、鸡精各少许

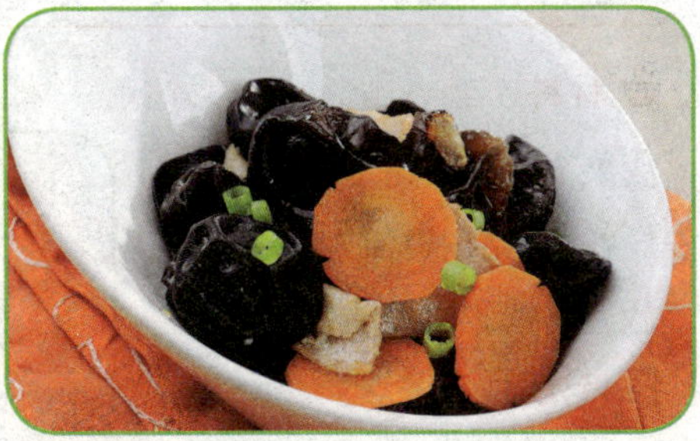

做法

① 瘦猪肉切片，放入碗中，加入食盐、姜末、料酒腌渍片刻；木耳泡发，撕成小朵；胡萝卜切片，焯水。

② 热锅中倒入植物油，将肉片加少许食盐炒熟盛出；将木耳、胡萝卜、肉片放入容器中，加入食盐、白醋、鸡精、味极鲜搅拌均匀，撒上葱花即可。

防治冠心病食谱

“冠心病”是冠状动脉粥样硬化性心脏病的简称，也称缺血性心脏病，是冠状动脉发生粥样硬化引起管腔狭窄或闭塞，从而导致心肌缺血缺氧或坏死的心血管系统疾病。其多发于40岁以上的成年人，近年来发病呈年轻化趋势。

宜吃食材

蔬菜类	西蓝花、菠菜、芹菜、胡萝卜、洋葱等。
水果类	苹果、香蕉、橙子、草莓、蓝莓等。
谷物类	糙米、燕麦、小米等。
坚果类	花生、核桃等。
其他	鸡胸肉、淡水鱼、豆浆、虾仁等。

八宝菠菜

材料

菠菜300克，花生仁、干黄豆各50克，杏仁30克，食盐、鸡精、橄榄油各适量

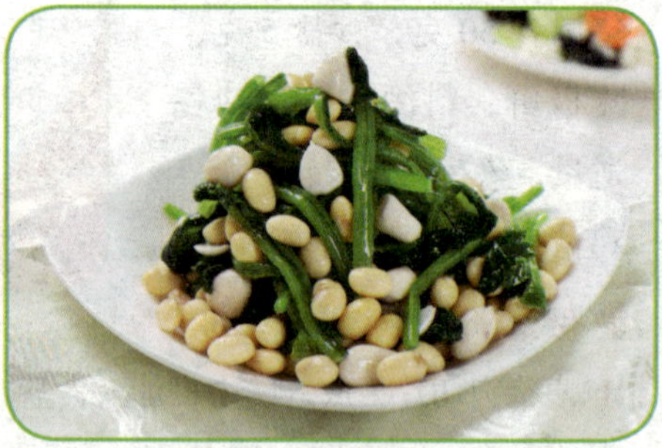

做法

① 将干黄豆用水泡开。把黄豆、花生仁和杏仁放入锅内煮熟。

② 将菠菜放入开水中焯至软嫩。

③ 放入橄榄油、食盐、鸡精拌匀，即可食用。

干贝西蓝花

材料

西蓝花400克，干贝20克，植物油、高汤、花雕酒、生抽、食盐、蒜、生粉各适量

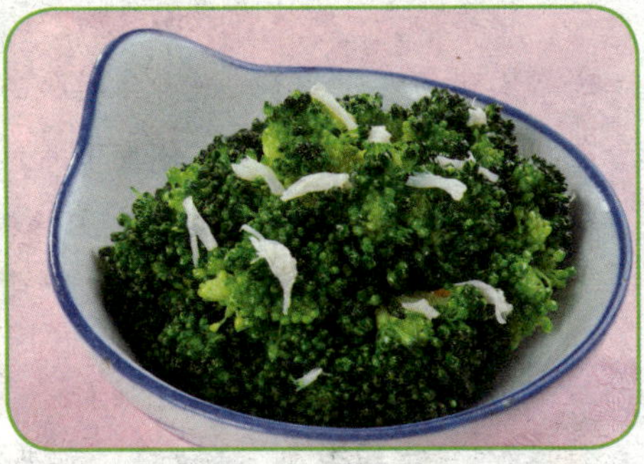

做法

① 干贝用冷水泡发，撕成丝；西蓝花切朵，焯水；花雕酒与生粉调成汁；蒜切片。

② 热锅中倒油，下蒜片爆香，倒入西蓝花翻炒，加入生抽翻炒均匀，出锅装碟。

③ 另起锅加植物油，下干贝丝炒至变色，加入适量高汤烧开，倒入花雕酒与生粉调成的汁勾芡，大火收汁，加食盐调味。最后将汁浇在西蓝花上。

胡萝卜菠菜粥

材料

胡萝卜400克，米、菠菜各150克，鸡精、香油、精盐各适量

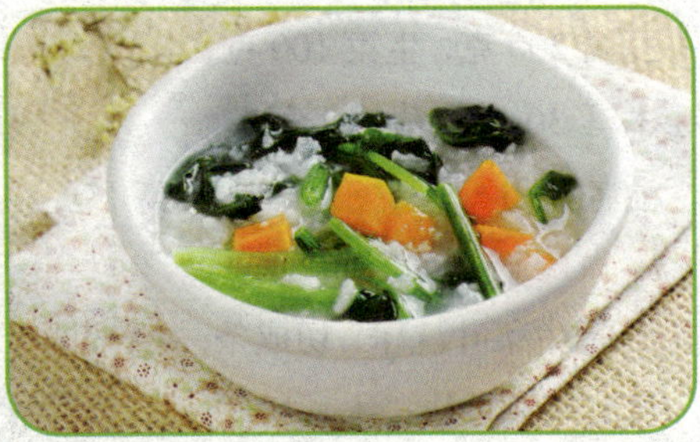

做法

① 胡萝卜切丁备用，菠菜洗干净切段备用。

② 在锅中添水，水沸后下米。

③ 米煮沸后加入胡萝卜丁，加热5分钟，放入少许香油。

④ 再次煮沸后放入菠菜段，煮2分钟后加入鸡精和精盐搅拌出锅。

防治糖尿病食谱

糖尿病是一种慢性代谢疾病，主要特征是血糖水平异常升高，通常因胰岛素分泌不足或身体对胰岛素反应减弱引起。常见症状包括多饮、多尿、多食、体重下降、疲劳、视力模糊和伤口愈合缓慢。糖尿病分为1型、2型和妊娠糖尿病，其中2型最为常见。

宜吃食材

蔬菜类	生菜、油菜、芦笋、苦瓜等。
水果类	圣女果、苹果、柚子、猕猴桃等。
谷物类	糙米、荞麦、绿豆等。
坚果类	花生、核桃、腰果、杏仁等。
其他	鱼肉、虾、蛋等。

生菜豆腐汤

材料

豆腐200克，生菜100克，木耳30克，精盐、葱花、油各适量

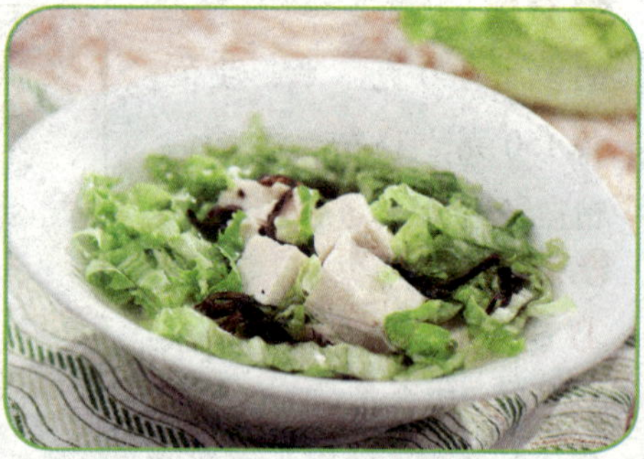

做法

① 把生菜叶洗净，切成条；豆腐切成方块；木耳切丝。

② 锅内放水，加少许精盐，放入切好的豆腐煮沸，捞出放入盘中；锅内热油后加入葱花爆香，将豆腐放入锅内，加适量水，再放生菜、木耳煮沸，加入适量精盐即可。

炒合菜

材料

菠菜、粉丝各 100 克，豆芽 300 克，鸡蛋 3 个，植物油 20 克，精盐、葱末、姜末、醋各 5 克，生抽适量

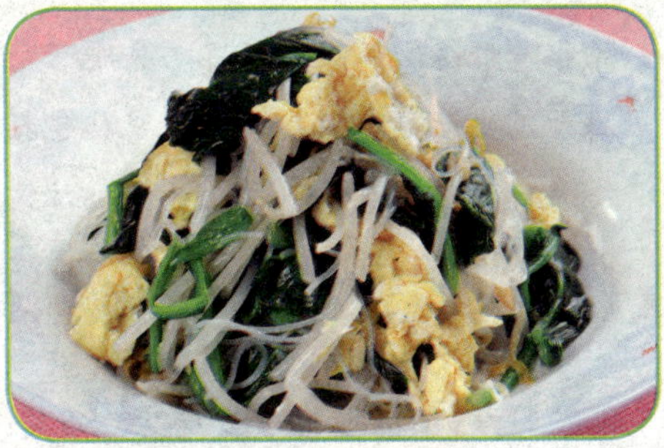

做法

①菠菜洗净，焯一下，切段；豆芽洗净；鸡蛋打入碗中，加少许醋搅匀；粉丝用温水泡软。

② 锅置火上，倒入植物油，烧至五成熟，下鸡蛋来回搅动，炒至蛋液凝固时盛出。

③ 锅中留底油，放入葱末、姜末炒出香味，然后放入菠菜和豆芽翻炒几下，再放入炒好的鸡蛋和粉丝，加精盐和生抽调味即可。

凉拌苦瓜

材料

苦瓜 300 克，胡萝卜适量，香油 3 克，食盐、蒜末各适量，味精少许

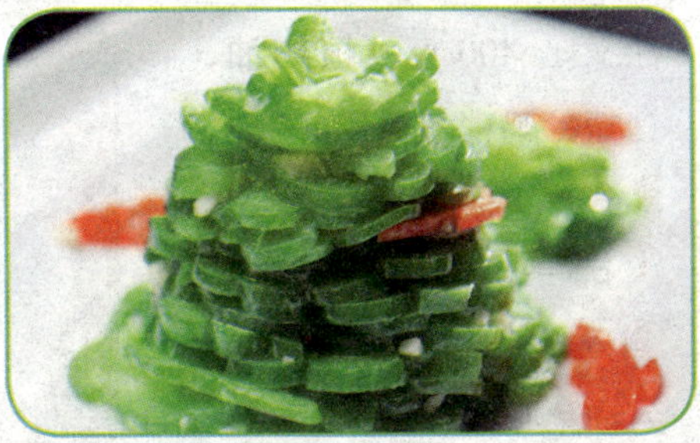

做法

① 苦瓜洗净，一剖为二，去内瓤，切成薄片，放入开水锅中烫一下，捞出用凉白开水过凉，沥干水分，放入盘中。

②胡萝卜洗净，去皮，切片，放入装有苦瓜的盘中。

③加入香油、食盐、味精和蒜末，拌匀即可。

失眠安神食谱

失眠是指难以入睡、睡眠维持困难或早醒，导致睡眠质量下降和睡眠时间不足的情况。失眠可能由压力、焦虑、抑郁、环境因素或生活习惯引起。常见症状包括入睡困难、夜间频繁醒来、早醒后无法再入睡、白天疲劳、注意力不集中、情绪烦躁和记忆力下降。

宜吃食材

蔬菜类	黄花菜、油菜、茼蒿、生菜、菠菜等。
水果类	香蕉、龙眼、樱桃、桑葚等。
谷物类	小米、燕麦等。
坚果类	核桃、杏仁等。
其他	瘦猪肉、鲫鱼、莲子、枸杞、红枣、蜂蜜等。

素炒油菜心

材料

油菜心 400 克，植物油、食盐、鸡精各适量

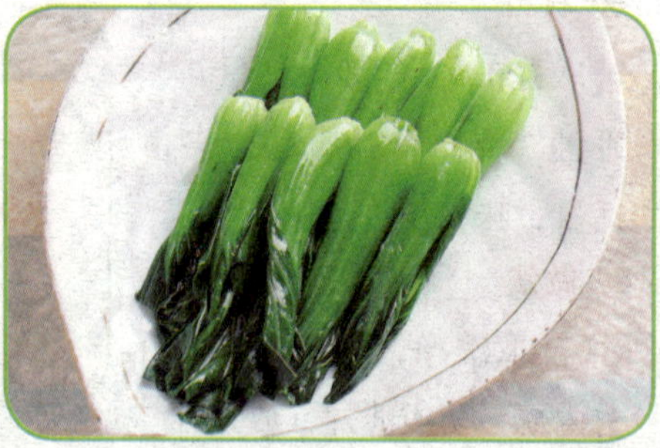

做法

① 洗净油菜心，沥干水分。

② 锅内加植物油烧热，下入油菜心，大火炒至三成熟。

③ 放入食盐调味，翻炒至九成熟时加鸡精，炒匀即可。

凉拌黄花菜

材料

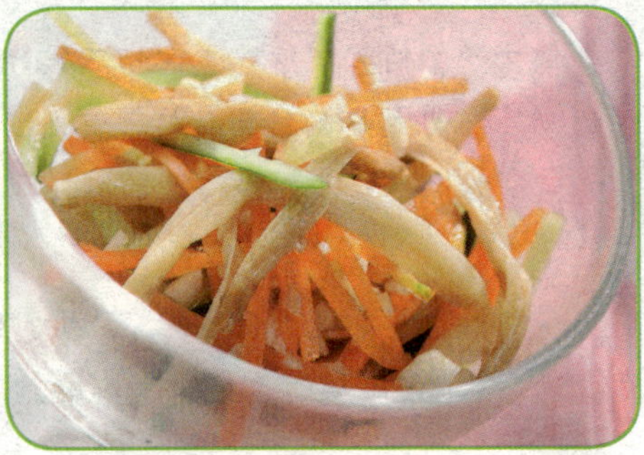

干黄花菜、胡萝卜各100克，黄瓜适量，蒜末20克，盐、生抽、香油各适量

做法

① 将干黄花菜浸入温水中泡软，择去老梗洗净；黄瓜、胡萝卜洗净切丝。

② 锅中放入水烧开，加入泡好的黄花菜煮开。

③ 把煮好的黄花菜捞出晾凉，然后挤出多余的水分。

④ 把黄瓜和胡萝卜放在黄花菜上面，再放入蒜末、盐、生抽、香油，拌匀即可。

蒜香茼蒿梗

材料

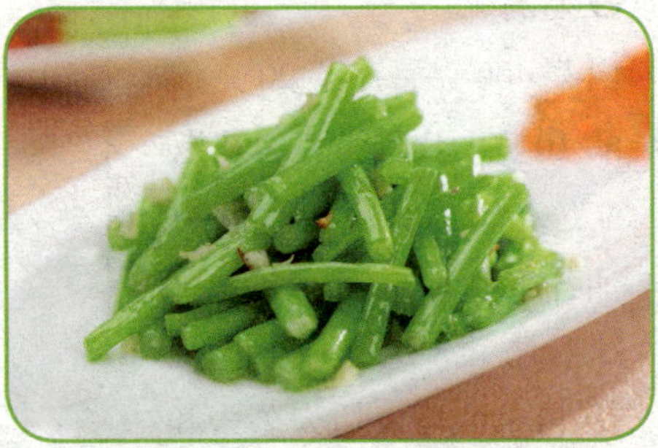

茼蒿梗400克，植物油、蒜、葱、姜、味极鲜、食盐、鸡精、香油各适量

做法

① 茼蒿梗洗净，切长段；蒜、葱、姜分别切末。

② 锅中放入植物油，待油热后下入蒜末、葱末、姜末爆香，倒入茼蒿梗翻炒，滴几滴味极鲜，加食盐调味。

③ 出锅前加鸡精炒匀，淋上香油即可。

调理便秘食谱

便秘是指排便次数减少（通常每周少于3次）、排便困难或粪便干硬的情况。便秘可能由饮食纤维不足、水分摄入少、缺乏运动、压力或某些药物引起。常见症状包括排便费力、排便时间延长、腹胀、腹痛和排便不尽感。

宜吃食材

蔬菜类	芹菜、菠菜、秋葵、白菜等。
水果类	香蕉、猕猴桃、火龙果等。
谷物类	燕麦、糙米、玉米等。
坚果类	核桃、杏仁、腰果等。
其他	红薯、蜂蜜、银耳等。

糖醋白菜

材料

白菜400克，芹菜20克，醋10克，白糖5克，花椒3克，盐、干辣椒、植物油各适量

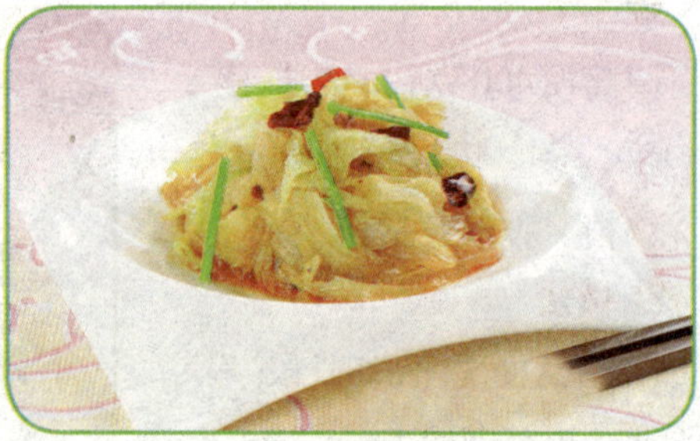

做法

① 白菜洗净，切去菜头和菜根，菜叶撕片；芹菜洗净切段。

② 净锅上火，放植物油，油热后倒入干辣椒、花椒爆香，倒入芹菜段、白菜片翻炒。加入醋、白糖、盐调味，翻炒均匀即可。

肉末菠菜

材料

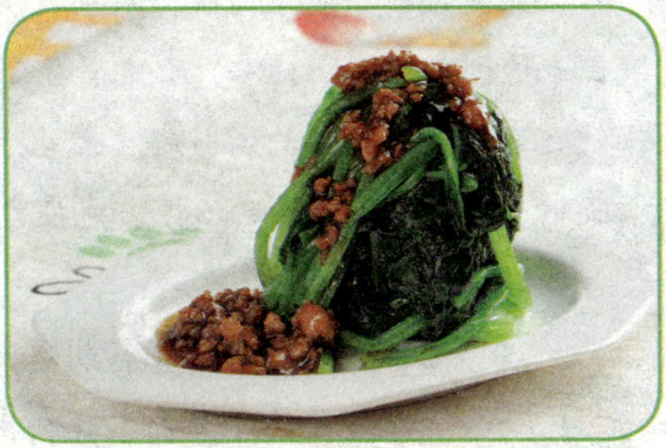

菠菜200克，猪肉末50克，酱油、料酒、食盐、鸡精、白糖、胡椒粉、植物油、蚝油、香油、水淀粉、姜末、蒜末各适量

做法

① 将菠菜放入沸水中焯透，捞出，沥干水。

② 锅中倒入植物油，烧至八成热时倒入肉末翻炒，炒至变色时加入姜末、蒜末，再加入少量清水、酱油、料酒、食盐、鸡精、白糖、胡椒粉、蚝油。

③ 肉末煮沸后用水淀粉勾芡，滴几滴香油，炒匀出锅，淋在菠菜上即可。

红椒拌芹菜

材料

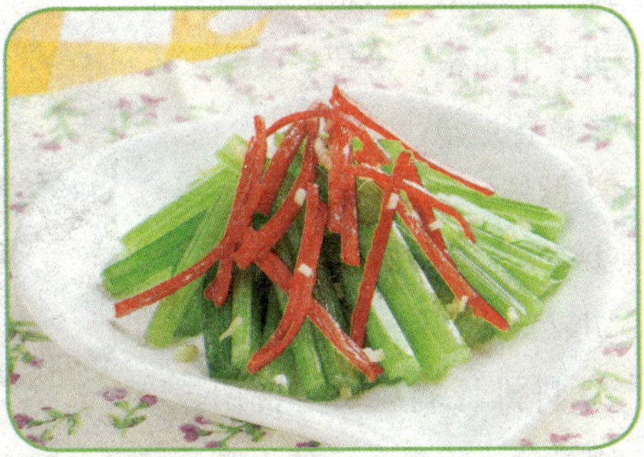

嫩芹菜200克，鲜红辣椒100克，白醋15克，姜末10克，食盐3克，花椒油、鸡精各适量

做法

① 芹菜去叶，洗净，切成段；鲜红辣椒洗净，切成细丝。

② 芹菜放入沸水锅中烫一下，捞出过清水，控干水分。

③ 芹菜、红辣椒丝摆盘，用食盐、鸡精、姜末、白醋、花椒油调成味汁，均匀倒在盘中即可。

改善亚健康食谱

亚健康是指介于健康与疾病之间的一种状态，身体功能下降但未达到疾病诊断标准。亚健康通常由长期压力、不良生活习惯、缺乏运动或饮食不均衡引起。常见症状包括疲劳乏力、注意力不集中、情绪低落、食欲不振、免疫力下降。

宜吃食材

蔬菜类	西蓝花、胡萝卜、番茄等。
肉类	牛羊肉、瘦猪肉、鲫鱼、鸡肉等。
谷物类	小米、燕麦等。
坚果类	核桃、杏仁等。
水果类	龙眼、百合、苹果等。

枸杞山药炖排骨

材料

排骨500克，铁棍山药2段，胡萝卜1根，枸杞、食盐、味精各适量

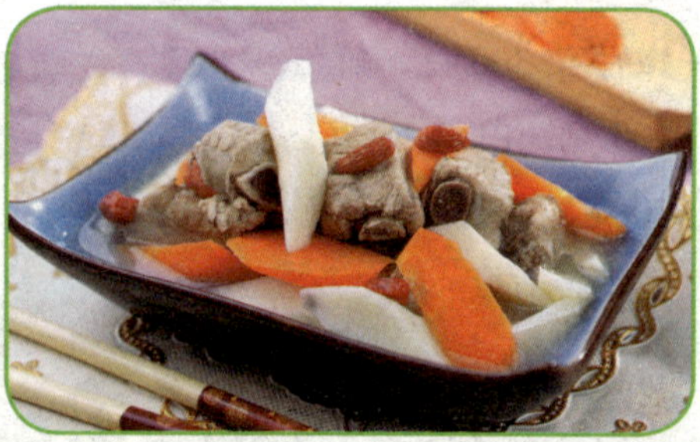

做法

① 将山药和胡萝卜去皮，切成斜块备用。

② 将排骨剁成块，备用。锅内放入适量水，放入排骨炖煮。

③ 将胡萝卜与山药放进锅中继续炖煮，至熟后放入枸杞略煮，然后放入食盐、味精调味即可。

胡萝卜炖肉

材料

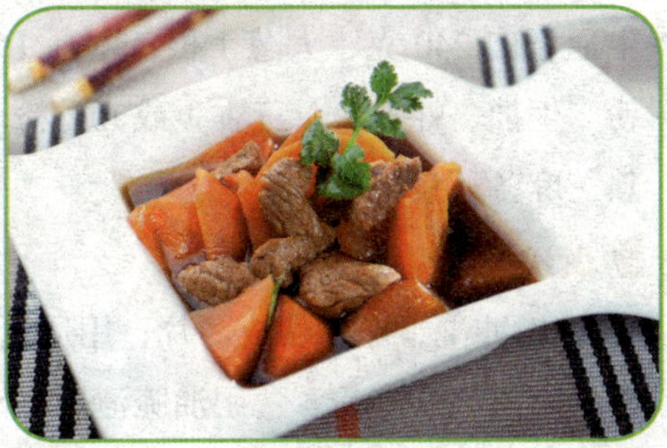

猪里脊肉300克，胡萝卜100克，姜、葱、蒜、花椒粉、精盐、味精、老抽、植物油、香菜叶各适量

做法

①猪里脊肉洗净切块，胡萝卜洗净切块，葱切段，姜切片，蒜拍扁。

②锅内放植物油，下肉块翻炒至变色，放入葱段、姜片、蒜、老抽、花椒粉，翻炒几下，然后加水，炖10分钟，加入胡萝卜块，放精盐，继续炖，至熟烂，最后加味精，装盘后点缀上香菜叶即可。

羊肉萝卜汤

材料

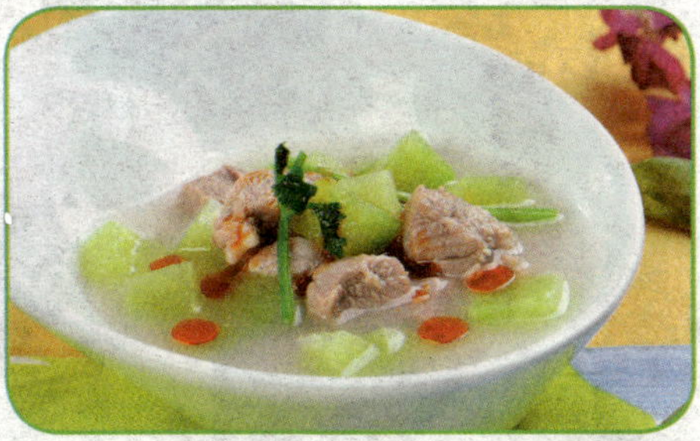

羊肉400克，萝卜块300克，香菜段10克，色拉油20克，姜丝、葱段若干，酱油、绍酒、香油、精盐各少许

做法

①羊肉用酱油、绍酒浸泡。

②用色拉油将姜丝、葱段、羊肉炒一下，倒入砂锅中，加入适量清水，加入萝卜块，中火煮40分钟，下香菜段，用精盐调味，淋上香油即可。

爆炒牛肉

材料

牛通脊肉 240 克，大葱 1 根，木耳 1 朵，蒜片、姜末、料酒、白胡椒粉、生抽、蚝油、十三香（或五香粉）、湿淀粉、食用油、盐、味精、熟芝麻各适量

做法

① 牛肉冲洗干净，切成薄片，用适量的料酒、十三香、生抽、蚝油、白胡椒粉、湿淀粉、食用油腌渍 20 分钟入味解腥；大葱少许切葱花，剩余的切葱段；木耳泡发洗净后撕成片。

② 锅中倒少许油，爆香葱花、蒜片、姜末，放入腌好的肉片，迅速煸炒至变色，放入葱段、木耳翻炒，加盐、味精、熟芝麻，翻炒均匀后出锅。

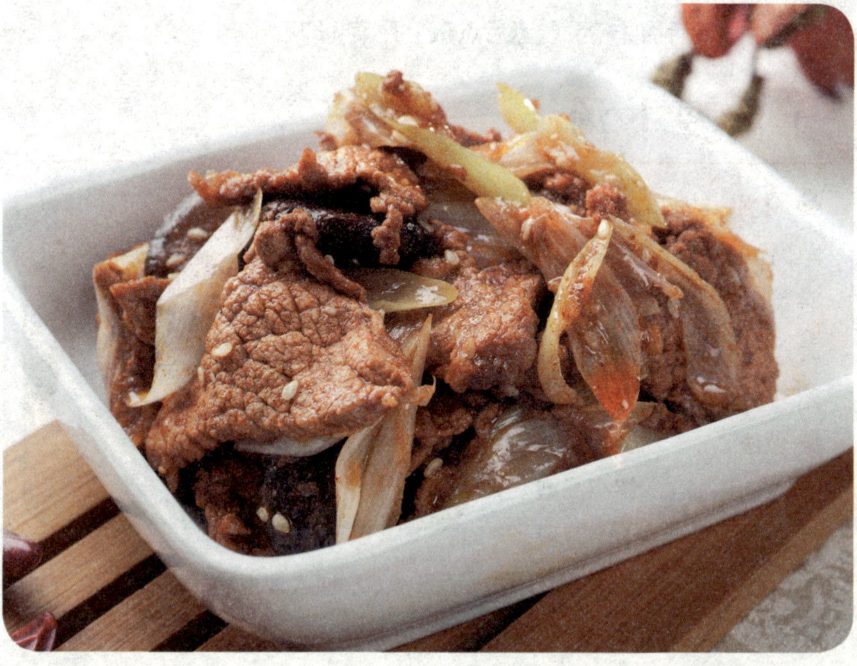

抗炎防癌食谱

炎症是机体对损伤、感染或刺激的一种防御反应，表现为红、肿、热、痛和功能障碍。可分为急性和慢性，急性炎症通常起病急，病程短，而慢性炎症可能持续较长时间并导致组织损伤。常见症状包括局部发红、肿胀、发热、疼痛以及功能受限。

宜吃食材

蔬菜类	南瓜、苦菊、菠菜、洋葱、胡萝卜等。
水果类	蓝莓、猕猴桃、葡萄柚等。
谷物类	燕麦、糙米、红豆、薏仁等。
坚果类	核桃、杏仁、亚麻籽等。
其他	三文鱼、金枪鱼、沙丁鱼、大蒜、蘑菇等。

金沙小南瓜

材料

小南瓜 300 克，熟咸蛋黄 3 个，植物油、食盐、干淀粉、鸡粉、香葱各适量

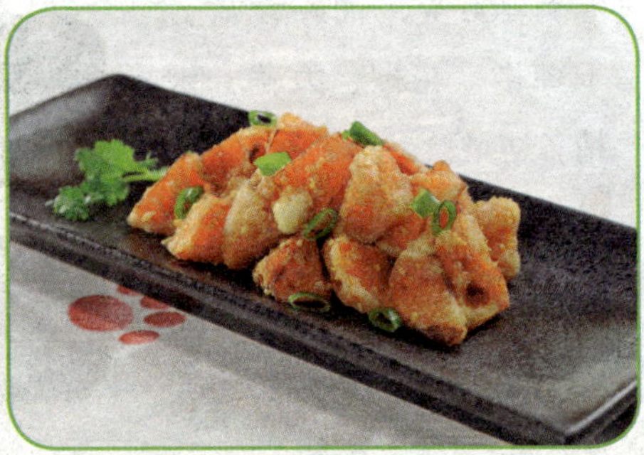

做法

① 咸蛋黄压碎；香葱切花；南瓜去皮切块，倒入加食盐、植物油的水中浸泡，至变软后捞出沥干。

② 南瓜块裹上干淀粉，油炸至酥，沥油。炒蛋黄碎，加少许水，炒至起泡时加入炸好的南瓜块和鸡粉炒匀，撒上葱花。

凉拌苦菊

材料

苦菊250克，樱桃萝卜50克，白醋20克，白糖15克，食盐、鸡精各5克，白芝麻少许，蒜末、橄榄油各适量

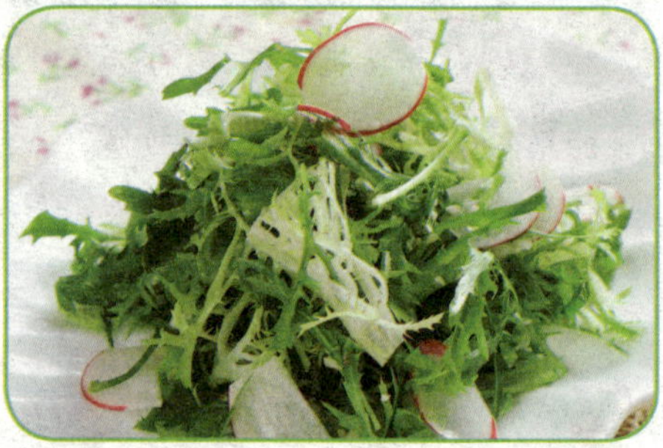

做法

① 苦菊洗净，沥干水分，切成段，放在容器中；樱桃萝卜洗净，切薄片，放入容器中。

② 取小碗，加入食盐、鸡精、白醋、白糖、蒜末、橄榄油搅拌均匀，倒入苦菊中拌匀，食用时撒些白芝麻即可。

炝炒菠菜

材料

菠菜200克，油、食盐、干辣椒、花椒、大蒜、味精各适量

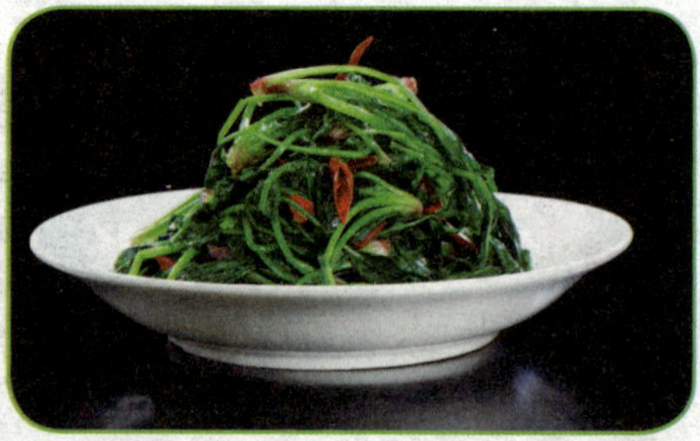

做法

① 将菠菜洗净，干辣椒斜切成段，大蒜切末。

② 锅置大火上，倒油烧热后放入干辣椒、大蒜、花椒翻炒出香味。

③ 放入菠菜，用大火翻炒3分钟。

④ 添加适量食盐、味精调味即可。